MUDRAS
A SABEDORIA DO YOGA NA PONTA DOS DEDOS

Dados Internacionais de Catalogação na Publicação (CIP)
(Câmara Brasileira do Livro, SP, Brasil)

Christiansen, Andrea
 Mudras : a sabedoria do yoga na ponta dos dedos : adquira paz, equilíbrio e bem-estar por meio de exercícios fáceis e de grande eficácia / Andrea Christiansen ; tradução Saulo Krieger. — São Paulo : Pensamento, 2013.

 Título original: Mudras : finger — yoga : Einfache Übungen mit grober Wirkung
 Bibliografia.
 ISBN 978-85-315-1827-0
 1. Cura 2. Ioga 3. Mudras (Hinduísmo) I. Título.

13-02679　　　　　　　　　　　　　　　　　CDD-615.852

Índices para catálogo sistemático:
1. Ioga : Energia vital : Terapia psíquica 615.852
2. Mudras : Energia vital : Terapia psíquica 615.852

Andrea Christiansen

MUDRAS
A SABEDORIA DO YOGA NA PONTA DOS DEDOS

*Adquira paz, equilíbrio e bem-estar por meio de
exercícios fáceis e de grande eficácia*

Tradução:
SAULO KRIEGER

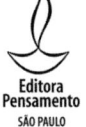

Editora
Pensamento
SÃO PAULO

Título do original: *Mudras — Finger-Yoga — Einfache Übungen mit großer Wirkung.*

Copyright © 2008 Südwest Verlag, uma divisão da Verlagsgruppe Random House GmbH, Munique, Alemanha.

Copyright da edição brasileira © 2013 Editora Pensamento-Cultrix Ltda.

Texto de acordo com as novas regras ortográficas da língua portuguesa.

1ª edição 2013.

4ª reimpressão 2020.

Todos os direitos reservados. Nenhuma parte desta obra pode ser reproduzida ou usada de qualquer forma ou por qualquer meio, eletrônico ou mecânico, inclusive fotocópias, gravações ou sistema de armazenamento em banco de dados, sem permissão por escrito, exceto nos casos de trechos curtos citados em resenhas críticas ou artigos de revistas.

A Editora Pensamento não se responsabiliza por eventuais mudanças ocorridas nos endereços convencionais ou eletrônicos citados neste livro.

Editor: Adilson Silva Ramachandra
Editora de texto: Denise de C. Rocha Delela
Coordenação editorial: Roseli de S. Ferraz
Preparação de originais: Roseli de S. Ferraz
Produção editorial: Indiara Faria Kayo
Assistente de produção editorial: Estela A. Minas
Revisão: Vivian Miwa Matsushita e Yociko Oikawa
Editoração eletrônica: Fama Editoração Eletrônica

Direitos de tradução para o Brasil adquiridos com exclusividade pela
EDITORA PENSAMENTO-CULTRIX LTDA., que se reserva a
propriedade literária desta tradução.
Rua Dr. Mário Vicente, 368 – 04270-000 – São Paulo, SP
Fone: (11) 2066-9000 – Fax: (11) 2066-9008
http://www.editorapensamento.com.br
atendimento@editorapensamento.com.br
Foi feito o depósito legal.

Sumário

Prefácio 9

Mudras e yoga-mudra 13
   A origem dos mudras 13
   Yoga-mudra 16
   Doença, saúde e psicossomática 23
   Meditação com os mudras.... 28
   Os mudras no dia a dia 31
   Mudras de acesso 32
   Mudras e música 37

Mudras curativos para... 39
   Agressividade 39
   Fraqueza e indisposição........ 42
   Falta de apetite.................... 44
   Artrose................................ 46

Acima: Contra a fadiga, o pran-mudra; no centro: o mudra hakini, para uma respiração profunda; abaixo: o kalesvara-mudra.

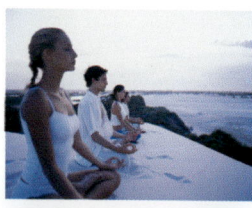

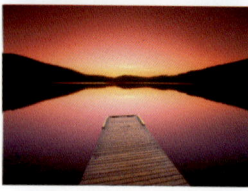

Os mudras podem ser usados para auxiliar numa boa meditação. Com eles, você pode obter tranquilidade e relaxamento.

Asma brônquica 48
Doenças das vias respiratórias 51
Dores de barriga ou de estômago
e flatulência 53
Infecções na bexiga 54
Pressão alta e baixa..................... 56
Doenças bronquiais 60
Problemas intestinais 62
Depressões.................................. 65
Desintoxicação 67
Resfriados 70
Doenças da vesícula biliar 71
Problemas da sexualidade.......... 73
Hemorroidas 76
Doenças de pele 78
Doenças do coração... 80
Deficiências autoimunes.. 84
Inquietação 87
Dores de cabeça... 89
Doenças do fígado... 93
Doenças estomacais 97
Problemas nos nervos 101
Distúrbios das funções renais.................................... 106
Dores de ouvido e ruídos auditivos........................... 110
Doenças reumáticas... 112
Dores nas costas 116

Distúrbios do sono 120
Elegante com mudras 121
Soluço e torcicolo 123
Labirintite 126
Sinusite frontal, maxilar e inflamação das fossas nasais 127
Estresse do dia a dia 131
Enjoo 133
Menopausa 134
Melhoria do bem-estar 136
Realização de desejos 138

Mudras sob medida para o dia a dia 140
Crie seus próprios mudras 140
Mudras e crianças 141
Uma sequência de mudras para o seu dia a dia 142

Dhauti — A purificação interior 144
A limpeza das vias respiratórias 144
A limpeza do aparelho digestivo 148

Pranayama — A força vital da respiração 155
Exercícios de respiração para uma vida saudável ... 157

Dicas práticas e receitas para a cura 165
Doenças e problemas de saúde de A a Z 165
Afirmações 171

Jogo rápido com os mudras 175
Bibliografia 179

Prefácio

Prezado leitor,

Durante muito tempo eu conheci os mudras apenas da meditação, até que, por intermédio da especialista em mudras Gertrud Hirschi, suíça e autora de livros sobre o assunto, descobri que os mudras poderiam ser integrados ao dia a dia maravilhosamente bem, sem acarretar nenhum problema, e também ser usados para a cura de dores do corpo e de sofrimentos da alma.

Os primeiros êxitos, notáveis, de um tratamento com mudras não tardaram a se revelar, quando o mukula-mudra dissolveu agudos e dolorosos cálculos renais em uma de minhas pacientes. A partir desse momento, não houve um dia sequer em que eu não recorresse aos mudras. Se não conseguia dormir, praticava um mudra para acalmar o espírito. Se tinha um dia cheio de reuniões e pouco tempo para mim, fazia pequenas pausas para uma breve meditação com mudras, e saía delas revigorada e concentrada.

Houve um período em que trabalhei com crianças em idade escolar e pré-escolar. Foi quando percebi com que frequência as crianças juntam as mãos para atingir um estado de tranquilidade. Sabem por instinto o que lhes faz bem, e assim, muito inconscientemente, é pela postura das mãos que trazem suas energias de volta para o fluxo correto. Se, por exemplo, estão cansadas, cruzam os dedos, e se procuram proteção e repouso, amparam os dedos de uma mão nos da outra. Também os adultos inconscientemente pegam em seus dedos enquanto esperam o ônibus ou quando estão sentados na estação rodoviária, absortos em seus pensamentos.

Sim, nossa vida cotidiana é muito agitada. Não raro durante todo um dia não encontramos um minuto sequer para repouso e mentalização. É claro que os mudras podem atuar mais e melhor quando praticados em um tempo mais estendido e num estado de quietude, mas basta um breve exercício com os dedos para harmonizar um pouco as energias do corpo — por exemplo, quando se espera o elevador. Às vezes, basta essa pequena iniciativa para evitar que um distúrbio mental se transforme em doença, como uma pedra de dominó que, ao cair, aciona o movimento das outras. Em vez de se aborrecer com o tempo de espera, tenha-o como uma dádiva. Pratique um mudra, e faça-se consciente de que esse tempo de espera é um momento extra que você pode dar a si mesmo.

Em meu consultório, frequentemente recomendo os mudras como estímulo à participação ativa dos pacientes na cura. Quem já estiver pronto para dar a si mais cuidados e atenção, em vez do pequeno incômodo de pegar um comprimido, terá uma chance muito maior de se manter saudável por muito mais tempo. O que há de bom em um tratamento com os mudras é que eles não demandam grandes gastos nem dependem da prática de pesados ou difíceis exercícios físicos. Isso significa que pessoas enfermas ou incapacitadas também podem desfrutar plenamente de seus efeitos. Se não conseguir dar conta de algumas das complexas posições dos dedos, não é motivo para preocupações. O posicionamento de um único dedo contra a outra mão exerce melhora em seu estado de saúde. Para isso basta observar quais emoções estão associadas a cada um dos dedos:

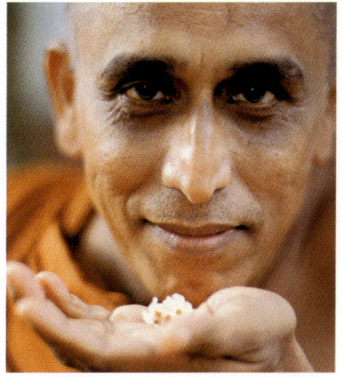

Os mudras ajudam a reduzir o estresse e aumentam a sensação de bem-estar.

- o polegar regula as preocupações;
- o indicador diminui o medo;
- o dedo médio faz a raiva esmorecer;
- o anelar consola a tristeza;
- o dedo mínimo faz diminuir o excesso de preocupações.

Assim como pais com bebês fazem os dedos formar um mudra, também com um adulto é possível ministrar exercícios com as mãos quando ele já não pode fazê-lo sozinho. E falando nisso, especialmente bela se mostra a prática de um mudra com um parceiro. Recomenda-se que experimentem o mudra do amor: posicione a mão esquerda no centro do peito do parceiro ou parceira, que deve fazer o mesmo com você. Então enganchem os dedos mínimos da mão direita um no outro, para um gesto de conectividade. Fechem os olhos e imaginem como a energia do coração começa a fluir entre vocês.

Não teremos aí um maravilhoso acesso ao mundo dos mudras? Então a vocês desde já desejo toda a felicidade neste processo.

Andrea Christiansen

Mudras e yoga-mudra

No verdadeiro sentido da palavra, mudra pode significar tanto um selo como um mistério. De modo geral, no yoga compreende-se por mudras o posicionamento ou gestos das mãos. Pela prática regular dos mudras — por exemplo, durante a meditação — são suscitados determinados estados de consciência que devem nos fazer entrar em completa harmonia. Se por um lado para algumas queixas o efeito depende mesmo da aplicação tradicional, por outro, para a alteração do fluxo de energia nas mãos ele dependerá sobretudo do contato, da flexão e da distensão de determinados dedos.

A origem dos mudras

Não sabemos com certeza de onde vieram os mudras, já que posições das mãos e exercícios de mãos e dedos podem ser encontrados não só na Ásia, mas também em muitas culturas em todo o mundo. Na Índia, os mudras têm uma longa tradição religiosa. Para algumas divindades, certas posições de mãos são bem características, já que elas podem ser identificadas não só por sua atitude corporal, mas também, e essencialmente, pelos mudras.

Os importantes deuses hindus Vishnu, Shiva e Brahma são sempre representados em atitudes corporais tipicamente meditativas e com mudras. Por isso, juntamente com pequenos movimentos dos olhos e dos dedos, os mudras expressam motivações e sentimentos anímicos, ao mesmo tempo que representam o poder e a capacidade do deus representado. Isso significa que, por meio da respectiva atitude do deus invocado, o crente também pode saber se este poderá estar ao seu lado com as qualidades certas.

Escavações comprovam que a dança indiana do templo, de grande significado quando se trata de mudras, era praticada há mais de 5 mil anos.

A maior parte dos pesquisadores vê os fundamentos da dança do templo nas danças mímicas, que eram praticadas nos festejos religiosos para reverenciar Shiva e Krishna. Também é possível que povos primitivos — que, diga-se, possuíam a capacidade de perceber as vibrações sutis do corpo humano — tenham descoberto, independentemente uns dos outros, o efeito curativo de determinados gestos das mãos. Uma vez que já nas eras mais primitivas havia migrações — por exemplo, da Ásia para a América do Norte —, também é possível que com as artes curativas os migrantes trouxessem o seu conhecimento e o disseminassem no novo círculo de vida.

Na verdade, em todas as religiões os mudras são componentes vigorosos das atividades religiosas: os cristãos mantêm as mãos na altura do peito para realizar suas orações — o atmanjali-

-mudra —, enquanto em outras religiões os braços são mantidos erguidos, para invocar Deus, ou então batem palmas, para afugentar maus espíritos.

Principais divindades indianas

- Brahma é o deus da criação. Ele criou tudo o que vive na Terra e conferiu à vida seu fluxo e suas ligações harmônicas. Também criou os ensinamentos dos quais se originou a arte do yoga.
- Shiva é o deus da destruição e da renovação. Ele tomou a vida e a centelha de vida, portanto o espírito. Seu símbolo, o lingam — falo — revela também o seu significado como criador da nova vida. Shiva deve ser o fundador da dança do templo, que libertará as pessoas de suas amarras terrenas.
- Vishnu é o deus do equilíbrio e da ordem. Suas forças atuam na conservação da vida e na harmonização.

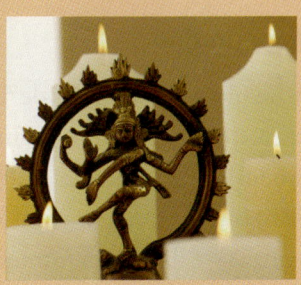
Shiva Nataraja, o rei da dança, dança o mundo.

Posicionamento das mãos no yoga

No yoga usa-se formar numerosos mudras com as mãos, por exemplo o chin-mudra (p. 46) ou o apan-mudra (p. 69). Atribui-se ao posicionamento das mãos um efeito ainda maior do que às asanas — posições do corpo — e às pranayamas — a respiração. Há mudras que fomentam a tomada de consciência de processos corporais involuntários, que assim passa a ficar sob controle. Desse modo, o prana — energia vital — é trazido à nossa percepção consciente, de maneira que podemos fazer uso dele para a autocura, bem como para a cura de outra pessoa. Há também os yogues, que se alimentam somente de água e prana — nesse caso costuma se falar de "nutrição pela luz". Introduzem determinados mudras para o fortalecimento do corpo.

Ainda que os mudras tenham sua origem no âmbito espiritual, eles exercem efeitos positivos sobre o nosso corpo e sobre a nossa psique.

Yoga-mudra

A arte do yoga tem mais de 5 mil anos e é originária da Índia. Os primeiros documentos escritos sobre exercícios de yoga foram produzidos há cerca de 2.500 anos. No yoga existem dois grandes gêneros: o hatha-yoga, com suas posições corporais — as asanas — e diferentes formas meditativas de yoga, cujo principal objetivo vem a ser a elaboração da unidade entre corpo, espírito e alma, ou seja — tal como no kundalini-yoga, o segundo gênero —, despertar a energia que reside na kundalini, que então sobe pela coluna vertebral, para se reunir com a energia cósmica no centro do vértice.

Fortalecer a saúde por meio do yoga

Exercícios de yoga são de grande utilidade para a saúde do corpo. Eles regulam a função das glândulas endócrinas, fazendo com que o tipo e a quantidade certos de hormônios glandulares sejam produzidos. Os hormônios exercem efeitos consideráveis sobre o bem-estar físico e psíquico; os males a eles relacionados atingem sobretudo pessoas com problema nas glândulas tireoides e mulheres na menopausa. Disfunções na produção hormonal podem provocar climatério, confusão mental, distúrbios da memória e estados de grande angústia, como depressões, culminando em tentativas de suicídio. Os sofrimentos corporais são igualmente variados, e vão desde uma rarefação na densidade dos ossos até comprometimento das funções orgânicas.

Mudras — Exercícios de yoga com as mãos

De modo geral, quando se pensa em exercícios de yoga pensa-se em asanas, o que se traduz por "uma posição de conforto, equilíbrio e firmeza". Os exercícios que eu gostaria de lhes recomendar neste livro são mais simples do que as asanas e demandam menos tempo e também menos espaço. Aqui nos ocuparemos particularmente com os mudras, o que equivale a dizer: com o miniyoga. Os mudras são exercícios de grande importância no yoga, realizados exclusivamente com as mãos. Assim como os pés, as mãos podem ser divididas em zonas de reflexo, às quais correspondem determinadas regiões e órgãos do corpo. Por meio de uma massagem suave em determinadas partes das mãos, podemos aliviar queixas como dores de cabeça ou de coluna, ou então estimular e equilibrar funções orgânicas. Além disso, uma massagem na mão estimula a distensão de todo o corpo, colaborando para o bem-estar geral.

Ayurveda — Saber para viver

Também no ayurveda indiano, que remonta há mais de 4 mil anos, a energia das mãos tem seu significado. Ayurveda significa, em outras palavras, "ciência da vida". Grande parte dessa ciência original acabou se perdendo no curso dos séculos, mas mesmo assim sabe-se hoje que também a acupuntura chinesa tinha em sua origem os ensinamentos básicos do ayurveda. Tanto os indianos quanto os chineses consideravam toda doença como uma desarmonia de fluxos de energia no corpo. Eles também achavam que a doença tinha sua origem na consciência. Se a consciência se harmonizasse e o fluxo de energia voltasse ao seu equilíbrio natural, a cura poderia acontecer. De modo semelhante ao que se tem na medicina chinesa, também no ayurveda se conhece uma teoria dos elementos. O indiano Keshav Dev, terapeuta e pesquisador de mudras indiano, descobriu que o elemento ao qual corresponde o dedo pode ser fortalecido ou enfraquecido, dependendo do tipo de toque do polegar. Se, por exemplo, o polegar pressiona a ponta do dedo mínimo, um corpo em estado de carência de água terá normalizada a presença da água. Quando no corpo falta o elemento água, sentimos a boca seca, os olhos vermelhos e secos, a pele igualmente seca, e temos problemas de concentração; também o funcionamento dos rins é afetado, e o paladar, prejudicado.

No ayurveda, os dedos da mão são classificados como segue:
- dedo mínimo — água
- dedo anelar — terra
- dedo médio — céu
- dedo indicador — ar
- polegar — fogo

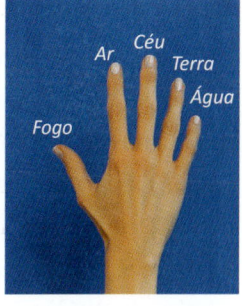

A medicina ayurvédica classifica os dedos segundo os cinco elementos.

Os meridianos — Caminhos de energia do corpo

Na classificação dos elementos segundo a teoria chinesa, é feita uma referência ao percurso dos meridianos, que são os caminhos de energia do corpo. Por eles flui o Qi, força da vida. Os meridianos da mão estão ligados aos órgãos internos.

Os meridianos das mãos

Os meridianos das mãos são classificados em yin e yang e têm seus pontos inicial e final nos dedos:
- meridiano dos pulmões (polegar/yin) — metal
- meridiano do intestino grosso (indicador/yang) — metal
- meridiano do pericárdio (dedo médio/yin) — fogo
- meridiano do triplo-aquecedor (dedo anelar/yang) — fogo
- meridiano do intestino delgado (dedo mínimo/yang) — fogo

Trazer o Qi novamente para o fluxo

Os meridianos yang encontram-se todos na cabeça, e os meridianos yin, no estômago. O sangue e o Qi iniciam seu fluxo nos meridianos dos pulmões e percorrem o corpo em uma constante sequência yin-yang. Um acúmulo de Qi em um dos meridianos exerce efeitos sobre todos os outros meridianos, e também nos órgãos que a eles estejam associados. O yoga-mudra faz com que o acúmulo de Qi seja desfeito e nosso bem-estar, recuperado.

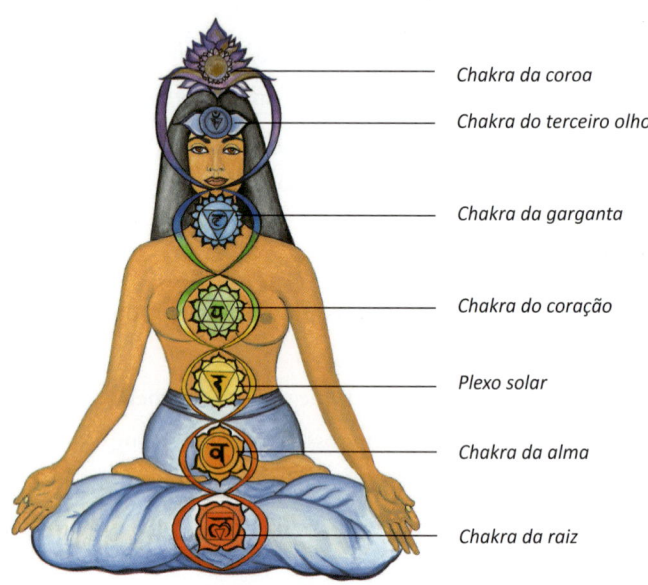

As energias dos sete chakras influenciam tanto nossos órgãos e funções glandulares como nossos sentimentos e pensamentos.

Os chakras

Chakras são pontos nodais que ligam os caminhos energéticos. Conhecemos esses caminhos energéticos também pela medicina chinesa — são os "meridianos". O conceito de chakra em sânscrito pode significar tanto vórtice como raio.

Existem sete chakras principais, classificados no lugar das glândulas endócrinas e atrelados a caminhos de energia ao longo da coluna vertebral. Por isso, a cada um dos chakras são atribuídos aspectos corpóreos e anímicos. Além dos chakras principais existem os chamados chakras auxiliares: nos joelhos, na palma das mãos e sob a sola dos pés. Uma vez que nossas energias não são utilizadas de modo uniforme em decorrência do estilo de vida moderno e atribulado, nossos próprios chakras frequentemente se põem em estado de desequilíbrio. E o fluxo de energia do corpo se mostra alterado. Essa relação é conhecida pelos chineses há séculos. E é de maneira bem-sucedida que eles se servem desse conhecimento na acupuntura, com o intuito de equilibrar o fluxo energético dos chakras. E, ainda sobre as energias nos chakras, também o yoga e os exercícios de respiração podem estimulá-las — e entenda-se: harmonizá-las —, e com isso exercer um efeito curativo sobre corpo, alma e espírito.

Os mudras dos chakras

Os mudras, que usamos na meditação e para a cura de males do corpo, exercem influência também sobre os chakras, que como vimos são os centros energéticos do corpo.

Para isso usamos o prithivi-mudra (p. 79) e o pran-mudra (p. 44) para o chakra da raiz, o rudra-mudra (p. 100) para o chakra do sacro, o dhyani-mudra (p. 105) para o plexo solar, o ganesha-mudra (p. 83) para o chakra do coração, o shankh-mudra (p. 124) para o chakra da garganta, o jnana-mudra (p. 46) para o chakra do terceiro olho e o sahasrara-mudra para o chakra da coroa. Para esse último mudra posicione a mão esquerda na direita, pressionando com o polegar. Conduza as mãos como uma coroa sobre a cabeça. Os olhos fechados devem se voltar para a raiz nasal.

Os chakras principais e auxiliares no corpo

Pelo uso dos mudras desenvolvemos uma intuição para os chakras e suas necessidades relacionadas à matéria sutil. Quando você tiver desenvolvido um bom contato com seus três chakras inferiores (ver ilustração, p. 20), e esses estiverem funcionando de maneira pura e equilibrada, você pode se voltar para os chakras superiores. Um desequilíbrio no funcionamento dos centros energéticos exerce influência negativa sobre as glândulas endócrinas, o que por sua vez ocasiona o surgimento de doenças. Os mudras auxiliam também no funcionamento dos chakras, por meio do qual eles equilibram o fluxo de energia.

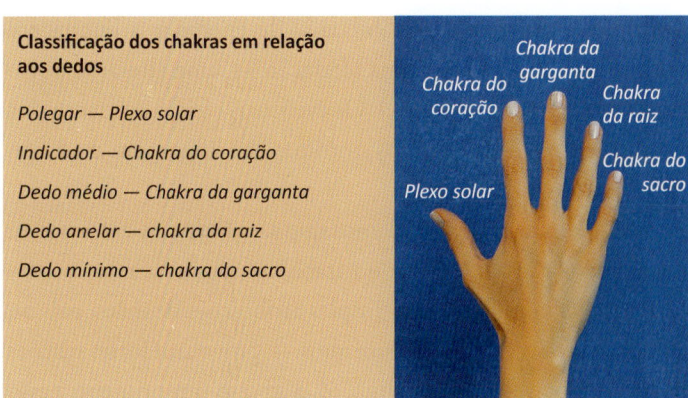

Classificação dos chakras em relação aos dedos

Polegar — Plexo solar

Indicador — Chakra do coração

Dedo médio — Chakra da garganta

Dedo anelar — chakra da raiz

Dedo mínimo — chakra do sacro

Doença, saúde e psicossomática

Nos dias de hoje, a pressa é uma constante. São poucas as horas que dedicamos à quietude e à contemplação. O puro e simples relaxar, o apartar-se do cotidiano acelerado teria o efeito de "recarregar nossas baterias" e promover nosso bem-estar. Além disso, hoje fazemos a medicina moderna assumir a responsabilidade por grande parte da nossa saúde: contra quase todo problema, há um medicamento à disposição. Ocorre que, se observarmos o nosso corpo de modo consciente, nossa atitude já não será a de correr à farmácia ou tomar alguma coisa a qualquer sinal de dor ou mal-estar.

Ver corpo e alma como unidade

O corpo gostaria de ser ajudado a usar suas próprias capacidades curativas. Com a ingestão apressada de medicamentos roubamos de nós mesmos a possibilidade de entender a linguagem do nosso corpo e induzir uma alteração — uma alteração autoconsciente e autorresponsável. Os eventuais efeitos colaterais dos medicamentos confundem os sintomas, e a linguagem do corpo acaba ficando indecifrável.

Mas quando compreendemos que as influências externas em nossa vida — seja o estresse no trabalho, seja uma relação problemática na família ou as múltiplas atribuições de mães, pais ou congêneres que criam filhos sozinhos — provocam fortes reações no corpo, no espírito e na alma, aí já se tem um primeiro passo para uma tomada de consciência.

Consideramos corpo e alma dois aspectos separados, um e outro sendo responsáveis por nossa existência, enquanto sua unidade raramente é percebida. Se estamos com dor de estômago, recorremos a um remédio. Não perguntamos pela causa daquele mal-estar. Mas agora, faça uso das capacidades do seu corpo. Aprenda a compreender o que ele diz. "Estou com uma sensação estranha no estômago" — esse é um sinal que já diz alguma coisa sobre a origem do mal-estar. E se refletir sobre o

Os mudras ajudam a atingir os objetivos de aprendizado do yoga
- *Combate a doenças, dores e mal-estares*
- *Controle de processos biológicos do corpo*
- *Mais vitalidade e, consequentemente, uma vida mais longa*
- *Criação de uma saúde mais vigorosa*
- *Equilíbrio das emoções e da alma*
- *Melhor interação com as pessoas de nosso convívio*

seu estado, certamente lhe ocorrerá a causa, a situação ou o comportamento que lhe foi tão oneroso. E, com tudo isso, a dor e o mal-estar geralmente tenderão a perder a força.

Atentar para os sinais do corpo

O organismo tem o dom de nos mostrar quando estamos angustiados ou agitados, ou quando algo nos preocupa. Ocorre que em meio à pressa de nosso cotidiano nem nos damos conta disso. E os pequenos sinais são rapidamente esquecidos. Mesmo quando as atribuições aumentam, e nossa sobrecarga se intensifica, ignoramos todos os avisos do nosso corpo enquanto nos for conveniente. Mantemo-nos nesse comodismo até nos vermos com uma doença em estágio avançado. E então esperamos que nosso médico ou terapeuta alternativo nos livre do sofrimento, como se fôssemos uma máquina que precisa ser consertada. Tanto que na medicina de hoje a ideia que se tem a respeito de tratamento e cura é bastante clara: submetemo-nos a um *check-up*, nossas funções corporais são examinadas, recebemos uma lista de coisas que devem ser feitas, como quando se leva um carro à oficina. Realizando um *check-up* de tempos em tempos, temos um bônus com o plano de saúde. Certo, mas onde fica o ser humano como um todo? Não é frequente após o "reparo" o órgão adoentado apresentar novos problemas? Não nos parece óbvio que o corpo elegeu um meio para comunicar suas necessidades?

As atitudes internas e externas se espelham

Seria importante examinar a postura interior, os pensamentos e sentimentos, para rastrear a causa de uma doença. Quando nos aferramos a nossos padrões de pensamento e de comportamento, também nosso corpo dá mostras de inflexibilidade. E acabamos por desenvolver tensões musculares e problemas posturais.

É fácil reconhecer a relação entre coluna vertebral e a postura interior de um indivíduo. Uma pessoa tem "ombros caídos" pelo hábito de evitar problemas e por sempre optar pelo caminho mais fácil. Já ombros curvados de dor denotam os muitos pesos que se carrega na vida. Coluna enrijecida e dores nos joelhos revelam inflexibilidade. E quanto ao caminho da cura, existem surpreendentes tratamentos para miopia e hipermetropia que se iniciam com a descoberta, pelo paciente, do que ele não quer ver. Em um dos casos, falta-lhe coragem de olhar para dentro; em outro, ele se recusa a ver o óbvio, que é a sua incapacidade de enxergar à distância.

É como se a solidificação do nosso corpo tratasse de providenciar a solidificação também da nossa postura anímica. Estamos "no piloto automático", cada vez mais aferrados a nossos padrões de reação. Posicionamo-nos também num círculo de ação e reação, que não propicia nem a saúde do corpo nem a da alma.

O que é saúde?

Se a doença significa que alguma coisa em nós não está em ordem, que portanto a alma está nos comunicando algo por intermédio do corpo, para chamar nossa atenção, fazer mudar algo em nossa vida, então a saúde seria bem o contrário disso — portanto a ausência de sintomas, que consideramos como linguagem da alma. Mas afinal, o que é desejável? Que chances teremos nós de amadurecer animicamente e aprender que nossa vida se enriquece e se amplia, se nunca tivermos sintomas que nos deem a chance de aprender a ser mais atentos? Seguindo essa linha de raciocínio, a doença não é nenhum inimigo que nos vem tomar de assalto, para nos fazer o mal e nos destruir, e sim muito mais uma oportunidade de crescer e amadurecer.

Os pais sabem que o fato de seus filhos em idade de crescimento terem vencido certas doenças já é um importante passo. Muitas pessoas que enfrentaram doenças graves e sobreviveram relatam que sua vida ganhou novo sentido, que passaram a valorizar muitas coisas novas e de maneira completamente diferente.

Consequentemente, um adoecimento deve ser visto como ganho, como um impulso para deixar velhos ideais e representações e se voltar ao novo — um novo que corresponda ao desenvolvimento dinâmico de cada indivíduo. Vida é movimento, estagnação é morte.

A força dos pensamentos

Entretanto, biólogos moleculares dos Estados Unidos conseguiram comprovar que nossa energia de pensamento altera os neurotransmissores — portanto, as moléculas transmissoras de sinais intracelulares. Pensamentos negativos reduzem sensivelmente a chegada de sangue a determinados órgãos e limitam seu abastecimento com nutrientes. Se esses pensamentos negativos, e os sentimentos a que eles dão ensejo, forem dissolvidos com um método de tratamento específico, o órgão poderá passar a se abastecer normalmente, criando a possibilidade de que a cura se dê por completo. Certo, e o que isso tem a ver com mudras? Os mudras nos ajudam a alcançar com precisão o que esperamos da vida.

Meditação com os mudras

Os mudras se combinam muito bem com a prática da meditação. O exame de representações do Buda e de cenas de templos orientais nos revelou que os mudras desempenham um papel relevante em determinadas imersões e rituais de transe.

É importante observar que os mudras não são apenas — ainda que o sejam predominantemente — exercícios com as mãos, mas pode-se, sim, dizer que de certa forma envolvem o corpo inteiro. O objetivo de sua prática é fazer com que o praticante mude a direção de seu estado de espírito, fazendo voltá-lo para dentro, como se observa na dança do templo e na meditação. Com isso, por meio dos mudras o praticante possibilita uma percepção consciente da energia vital — o prana.

Simplesmente relaxar com o kartari-mudra

A posição de repouso mais simples é um mudra: sentar relaxadamente com as costas eretas, braços abertos para os lados, palmas das mãos para cima. O nome dessa posição é kartari-mudra. Com esse mudra você regenera o sistema nervoso vegetativo.

- Nessa posição, respire profundamente a partir do abdômen. Se estiver com a "barriga estufada", recorra à respiração diafragmática. Mentalize a facilidade com que você está se tornando pleno.
- Ao expirar, mentalize quanto de ruim e de pesado você está deixando para trás.
- É possível variar esse exercício conforme desejar e a ele acrescentar um mudra praticado com os dedos. Se quiser, pouse as mãos sobre o abdômen e pratique o mudra do relaxamento profundo (p. 132) juntamente com o kartari-mudra.

A viagem do transe

É interessante combinar uma viagem de transe com um ou dois mudras. Para isso, utilize o kartari-mudra descrito anteriormente, ou então sente-se confortavelmente numa poltrona. Ao sentar, os pés devem estar plantados no chão.

- Faça com as mãos um mudra que lhe ajude a relaxar ou por meio do qual você perceba ser capaz de eliminar os males e desconfortos do corpo.
- Agora volte a atenção à respiração. Respire consciente e calmamente pelo abdômen. Observe o abdômen ir e vir.
- Calmamente e ao mesmo tempo, faça a respiração afluir para seu corpo. Deixe-a adentrar profundamente seu cor-

po, até embaixo, nos dedos do pé. Apenas observe para onde a sua consciência inferior dirige a respiração. Perceba para que regiões do corpo e para que órgãos aflui parte considerável da sua respiração. Na verdade não tem importância a parte do corpo que vier a relaxar primeiro. Mas perceba. Serão músculos do fêmur ou talvez os músculos e vasos sanguíneos no pescoço?

- Os pensamentos vão e vêm. Eles passam por você como as nuvens pelo céu. Com formatos inusitados, sucedem-se mudando o tempo todo — para instantes depois, nada restar de nenhum deles.
- Imagine que há uma fonte no âmago do seu ser. Pode ser uma fonte de onde flui água, mas também pode ser uma fonte de luz. Observe serena e pacientemente, e você saberá.
- Respire de maneira serena e regular, buscando entrar em contato com essa fonte. Com isso a sua respiração se torna mais lenta e homogênea. Mas não há problema se você não conseguir imaginar uma fonte. Você pode imaginar algo bem diferente.
- Continue atento e respire no âmago do seu ser. Imagine que a água ou a luz da fonte envolve todo o seu corpo. Ela lava todos os poros, penetra em seu corpo pela pele e começa a limpá-lo suavemente a partir de dentro. Quanto mais profundamente você relaxar a cada respiração, mais leve, limpo e livre se sentirá.

- Agora, desfrute por algum tempo dessa sensação. Você pode usufruir plenamente desse momento e deixar acontecer todas as alterações que desejar.
- Agora você pode, se quiser, passar de um mudra para outro e visualizar estados desejados — por exemplo, saúde e bem-estar.
- Depois de alguns minutos você pode voltar à consciência do dia a dia. Para isso, inspire e expire ainda algumas vezes de maneira consciente e profunda.
- Estenda o corpo, e diga: "Estou desperto e renovado e pleno no aqui e agora".

Os mudras no dia a dia

Uma vez que praticar os mudras é descomplicado e fácil, você pode fazê-lo em quase qualquer lugar. Em casa, no trabalho ou a caminho do trabalho, sentado no metrô ou no ônibus.

O praticante pode estar sentado, deitado, de pé ou andando. O importante é estar o mais relaxado possível e manter o corpo simétrico, sem pender para nenhum dos lados. Por isso, também pode se alinhar a um amigo e sentir essa posição com os olhos fechados. É possível que logo venha a ter a impressão de estar inclinado.

Mudras em posição sentada

Quando estiver sentado, é importante proporcionar com os pés um bom contato com o chão. Com as pernas paralelas entre si, as plantas dos pés repousam sobre o chão. Os pés podem estar ou cruzados ou com os dedos se tocando.

Mudras em posição deitada

O mesmo vale para a posição deitada. Pernas ou pés cruzados comprometeriam o fluxo de energia sutil. Deposite uma pequena almofada sob a cabeça e um rolo (uma almofada em forma de rolo) sob as articulações dos joelhos. Assim você alivia as costas e facilita o fluxo de energia.

Mudras de pé

Se quiser fazer um mudra de pé, posicione os pés rentes entre si e os joelhos um pouco arqueados. Então deixe os ombros cairem e os braços penderem relaxadamente antes de iniciar o mudra.

Mudras ao caminhar

Se for praticar os mudras enquanto estiver caminhando, é importante que o faça num passo homogêneo e relaxado. Respire no ritmo das passadas.

Mudras de acesso

Se tiver um tempo para fazê-lo com toda a tranquilidade, você pode escolher uma posição de meditação para praticar um mudra. Essa modalidade é indicada no yoga, no entanto as diferentes posições de meditação não costumam ser muito relaxantes, pois logo as pernas começam a adormecer.

A postura fácil — Sukhasana

Para iniciantes e pessoas com dificuldade de locomoção, existem algumas posições básicas mais simples. Deve-se também usar uma pequena almofada para se sentar.

- Sente-se com as pernas estendidas.
- Flexione o pé direito e posicione-o sob a coxa esquerda.
- Flexione o pé esquerdo e posicione-o sob a coxa direita.
- Se necessário, envolva as pernas e o corpo com uma manta.
- Coloque as mãos nos joelhos. Mantenha as costas, o pescoço e a cabeça eretos.
- Estenda e alongue o corpo lenta e vigorosamente após concluir essa posição.

Para encontrar a si mesmo

Uma posição meditativa fortalece o efeito dos mudras. Mas não há problema se ao fazer os exercícios você estiver pensando em outras coisas ou mesmo lendo um livro. Trata-se de dar mais tempo e atenção a si mesmo — pode ser nos poucos minutos em que um mudra é realizado. Se durante o mudra nossa atenção é direcionada à respiração, e se se observa muito serenamente o inspirar e expirar do movimento respiratório, tornamos a encontrar a nós mesmos e a fortalecer o efeito do mudra.

O que também ajuda muito é, ao praticar um exercício, pensar em alguma coisa que lhe desperte sentimentos de felicidade e alegria. As endorfinas aí produzidas proporcionam uma cura mais rápida.

O lugar certo e o tempo certo

Ao se começar a praticar os mudras, são indispensáveis três coisas: tempo, o sentido para o momento certo e um lugar adequado para a prática. Simplesmente observe com o olho interior e pergunte a si mesmo: "quando e onde devo praticar este mudra?".

Quando à noite, sentado na poltrona, você tiver a sensação de ser aquele o lugar e o momento certos, deverá seguir confiantemente essa intuição.

Você poderá precisar do mudra escolhido em sua pausa para o almoço, para se desligar de tudo e repor as energias. Inicialmente, reserve-se algum tempo para realizar os mudras. Depois de alguns dias de exercício, você já vai saber o que lhe faz bem e lentamente poderá ampliar o programa. Ele poderá durar alguns dias, até que o efeito de um mudra apareça. Nessa ocasião o seu campo energético se apresentará mais lento — por exemplo, nas doenças crônicas. Pratique com plena confiança, e a cura se instalará.

Quanto tempo deve durar um mudra

A duração de um mudra depende do tipo e da duração do problema ou mal-estar. Recomenda-se um mudra de até 45 minutos, sobretudo durante uma meditação. No entanto, períodos mais curtos são igualmente eficazes.

Repetições fortalecem o efeito

- É sabido que estímulos recorrentes desencadeiam reações recorrentes.
- Portanto, quando você praticar um mudra e pensar em algo agradável, a posição das mãos por si só conduzirá o desencadear de sentimentos positivos. Nosso corpo armazena posições, sentimentos e imagens internas como unidade.
- Um mudra realizado quando, por exemplo, se está sob o efeito de um filme de TV que provoca tensão ou mesmo medo não surtirá o desejado efeito positivo.

Keshav Dev, especialista indiano cuja implementação de mudras em tratamentos é amplamente reconhecida, utiliza-se regularmente da prática em pacientes do seu centro de yoga em Nova Délhi e recomenda, para doenças crônicas, uma prática de 45 minutos, que pode ser dividida em 3 sessões diárias de 15 minutos. O efeito se fortalecerá a olhos vistos se os exercícios forem realizados todos os dias no mesmo lugar.

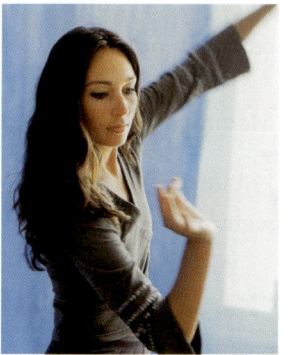

Dança, ritmo e canto são desde sempre usados em rituais de cura.

O processo de cura leva tempo

De modo geral você só perceberá alguma alteração quando o efeito do mudra se instalar. Eventuais dores tornam-se mais brandas, você passa a se sentir agradavelmente aquecido e iluminado por dentro.

A pessoa que durante muito tempo viver com a pressão da luta contra uma doença se sentirá sobretudo cansada e sem energia. É bem provável que ela tenha a impressão de estar mais doente do que antes. Essa é uma reação completamente natural do seu corpo. Com isso ele está forçando o indivíduo a abandonar aquela condição, livrar-se dela. É então que o processo de cura tem início.

Meditação para uma percepção positiva do tempo

Em um período em que você estiver sob pressão, os exercícios a seguir podem ajudá-lo:

- Feche os olhos. Imagine-se em meio a uma extensa paisagem. Seus olhos podem vagar pelo entorno livremente — há muito espaço à sua volta.
- Não há absolutamente nada que você tenha de fazer no momento. Você está imerso nessa extensa paisagem, e o espaço à sua volta se amplia cada vez mais. Você pode respirar profunda e livremente.
- Você deve se incutir do sentimento da amplidão. Deve sentir livrando-se de toda e qualquer tensão.

- Então imagine como pode dividir trabalhos e tarefas nessa paisagem. Sim, você dispõe de tempo para passar calmamente de um ao outro. Calma e amplidão caminham de mãos dadas.
- Agora, acompanhando esse mesmo processo, diga: "Tenho todo o tempo de que preciso, e até mais".

Mudras e música

Desde que o homem se iniciou na vida comunal, o ritmo e o canto foram elementos cativos de seus rituais, e possuidores de um profundo significado. Independentemente de se destinar a fortalecer vínculos do clã, de afinar o grupo para uma caçada bem-sucedida ou de celebrar um ritual de cura: havia canto e dança.

Até hoje é assim. Por exemplo, jovens se utilizam da música para se diferenciar dos mais velhos e encontrar suas próprias posições na vida.

O som produzido por mantras, instrumentos ou com a ajuda de monocórdios atua sobre corpo e espírito, serve à harmonização e à cura. Dependendo do tipo da música selecionada, atitudes de agressividade podem ser desconstruídas, e em seu lugar, estimula-se o amor.

Flautas para os chakras

No ayurveda o canto é um componente importante dos cuidados para com a saúde, e as flautas para os chakras proporcionam mais vitalidade e propriamente força vital. O entoar dos sons dissolve tensões internas, as vibrações estimulam as atividades dos órgãos, e a concentração no canto opera um relaxamento espiritual.

Mudras e música se combinam tão bem quanto a chave e a fechadura. Sobretudo o shankh-mudra (p. 124) revela-se apropriado para o acompanhamento dos sons. Mas por meio do chakra você pode relacionar para cada som o mudra que lhe é correspondente (p. 22).

Como entoar as flautas para os chakras

Todo som deve ser mantido profundo e constante durante a expiração. O pequeno "o" é cantado com a boca mais cerradamente fechada em relação à do grande "O".

Assim, por exemplo, o chakra do coração, que simboliza a amplidão e a abertura do amor, deve ser entoado com a boca bem aberta, enquanto para o chakra da coroa tem-se a mesma entoação com a boca fechada.

Os sons são classificados de acordo com os chakras individuais:

- Chakra da raiz: U
- Chakra do sacro: o
- Plexo solar: O
- Chakra do coração: A
- Chakra da garganta: E
- Chakra da testa: I
- Chakra da coroa: M

Mudras curativos para...

... as afecções mais frequentes, de A a Z, você encontra neste capítulo. Mas você pode também integrar os mudras em qualquer tempo como uma pequena sequência de exercícios em seu dia a dia. O fato de reservar um horário para a prática de mudras por si só já lhe proporciona bem-estar, pois com isso você se propõe ativamente um período de relaxamento.

Agressividade

Por "agressividade" muitas pessoas pensam em agressões de fato, num ataque ou num comportamento injustificadamente mau. No entanto, agressões são um comportamento natural que remonta aos primórdios da existência humana. A origem de uma agressão é o medo. Os hormônios segregados pelo sentimento de agressão paralisam a digestão e ativam a energia de movimento. Também os sentidos são aguçados, de modo que impressões e estímulos podem reagir mais rapidamente. A reação de luta e de fuga é ativa. As agressões ajudaram nossos ancestrais a sobreviver. E também hoje, em nossos tempos modernos, encontramo-nos em situações em que o corpo reage segundo esse padrão original.

Ocorre que não é possível sempre reagir com violência ou fugir o mais depressa possível. A raiva que não é externada conduz ao desamparo e este, por sua vez, ao medo. O medo que não é externado conduz ao desamparo e à raiva — raiva contra si mesmo. E aqui encontramos a origem de muitas doenças autoimunes, mas também a de doenças do coração, problemas dos rins, cálculos biliares, inflamações do estômago, nasais e paranasais, bem como tensões musculares.

Exigências familiares, profissionais, e o medo de não ser amado também levam a um comportamento agressivo; já este muitas vezes não é vivenciado — e precisamente pela incapacidade de expressá-lo, e pelo próprio medo, é inibido.

A agressividade reprimida provoca doenças

Portanto, quando pressentimos um comportamento agressivo em nós, ao qual não podemos dar uma forma apropriada, devemos recuperá-lo o mais rápido possível. Os hormônios então produzidos pelo corpo devem ser novamente decompostos para que não tornem a causar inconvenientes. Com isso, o próprio pensamento se faz novamente livre, uma vez que a agressividade represada geralmente se converte na origem desses sentimentos. Para evitar esse processo, um bom conselho é correr no parque, praticar boxe, pular e cantar ouvindo música alta. O importante é movimentar-se, pois em nossos primórdios o movimento era o meio de vivenciar a própria agressividade. Gritar e cantar são bons complementos.

O mudra certo para agressividade

O mushti-mudra ativa os órgãos responsáveis pela digestão, sobretudo o fígado, que tem participação considerável na decomposição dos hormônios.

Mushti-mudra

Feche as mãos. Disponha o polegar sobre o anelar. O posicionamento relaxado desse gesto já é bastante eficaz. Havendo um ímpeto de agressividade especialmente forte, recomenda-se praticar algo como duas variantes, que fortalecem ainda mais o efeito de dissolução:

- Respire ao manter o punho fechado.
- Expire em volume audível, emitindo o som de "xxxxx...", e tensione o pulso. Repita pelo menos 10 vezes.
- Dê uma sacudida em ambas as mãos.
- Pratique esse exercício 3 vezes por dia durante 15 minutos.

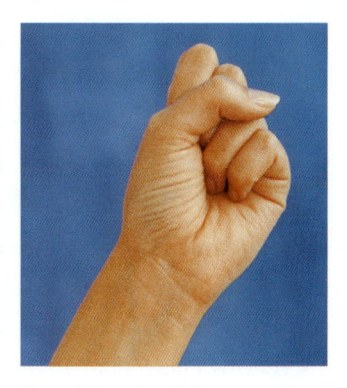

O mushti-mudra ajuda no caso de agressividade incontida.

Fraqueza e indisposição

Muitas pessoas sofrem de falta de energia e esgotamento. Se é o seu caso, ao acordar pela manhã você pode se sentir fraco, e, mesmo depois de uma ducha revigorante, cansado. O dia de trabalho se arrasta, você está desconcentrado e desmotivado, precisa de muito esforço para realizar o mínimo necessário. Simplesmente lhe faltam forças para ter mais iniciativa e para um compromisso mais efetivo no trabalho. O término do expediente tampouco lhe traz melhoras. Você não tem energia para empreender nada, nem para mudar coisa alguma. Via de regra, você termina a noite prostrado na frente da televisão. É com um sentimento de insatisfação interior e paralisante cansaço que acaba pegando no sono — e na manhã seguinte começa tudo de novo. Para isso os mudras podem ajudar você a ter mais energia, a se tornar mais desperto, mais ágil e mais ativo.

Os mudras certos para fraqueza e indisposição

Comece a manhã com o ushas-mudra, que é o gesto da origem e o novo começo. Assim você ficará refeito para o novo dia. Tendo ativado o chakra do terceiro olho e conduzido a sua energia para os centros energéticos mais elevados, você é presenteado com frescor e clareza, com um espírito puro e ímpeto renovado.

Ushas-mudra
- Cruze os dedos, de modo que o polegar direito fique sobre o esquerdo.

- O polegar direito pressiona levemente o esquerdo. Mulheres devem inserir o polegar direito entre o polegar esquerdo e o indicador esquerdo e fazer pressão com o polegar esquerdo contra o direito. Desse modo, o elemento fogo fica fortalecido.

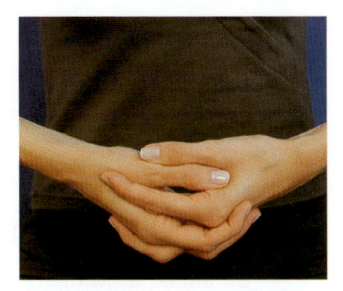

O ushas-mudra ajuda na falta de iniciativa e indisposição.

- Quando terminar essa parte do exercício, tome posição e alongue-se, estendendo os braços para o alto como se quisesse alcançar o sol.
- Estenda as pernas da mesma forma. Você deve esticar pernas e pés até os dedos, e olhar para cima. Exclame em voz alta "sim". Logo sentirá como a força vital lhe sobe, percorrendo o seu corpo, tornando-o revigorado e motivado.
- Se por motivos de saúde você não conseguir ficar de pé, esse alongamento pode ser feito em posição sentada ou deitada. O importante é que você se estenda com o máximo de força que conseguir e exclame "sim". No decorrer do dia, pratique o pran-mudra por alguns minutos. O pran-mudra, ou mudra da vida, ativa o chakra da base, ou seja, o da raiz (p. 20). Com isso a força elementar que reside em nós é estimulada. O pran-mudra opera para que nos sintamos mais vitais e cheios de energia. Reduz o

cansaço, a tensão e os nervos. Esse mudra nos ajuda a limpar e lubrificar aquele que seria o nosso motor. Só então ele poderá operar com plena força.

Pran-mudra

- Junte as pontas do polegar, do anelar e do dedo mínimo e pressione-as suavemente.
- Quando tiver pressionado firmemente a ponta dos dedos na superfície da unha, os lados direito e esquerdo do cérebro serão estimulados para a realização de uma atividade equilibrada e coordenada. Isso pode ser útil sobretudo para crianças com dificuldade de ler e escrever.

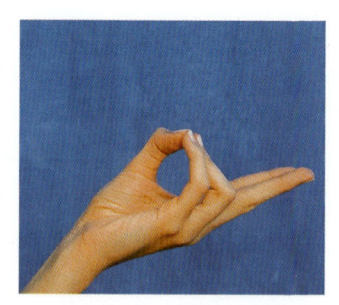

Para fadiga e nervosismo, pratique o pran-mudra.

Falta de apetite

A falta de apetite é frequentemente uma consequência de sentimentos sob pressão. Preste atenção aos seus sentimentos. Dedique 5 minutos todos os dias para perceber a quais pensamentos e sentimentos você dá mais atenção. Esse tipo de reflexão dará a você mais clareza sobre seu estado mental.

A falta de apetite é um indicativo de que você não está conseguindo absorver e assimilar nada por ter reunido muitas coisas que ainda necessitam ser esclarecidas. O apetite será recuperado quando você se ocupar dele com o mais íntimo de seu ser.

O estresse exagerado também pode levar à perda de apetite. Leve a sério mais a si mesmo do que as obrigações. Relaxe.

Os mudras certos para a falta de apetite

Você deve buscar ajuda no gyan-mudra (gesto da consciência). De acordo com Keshav Dev, esse mudra tem a função de relaxar e clarear a mente. Ele é um meio de cura universal para estados de tensão e desordem. Depressões são curadas, e o estado de espírito é serenado.

Gyan-mudra

- As pontas do polegar e do indicador devem ser levemente unidas uma à outra. Os três dedos de cima se mantêm relaxados, esticados porém ligeiramente arqueados.

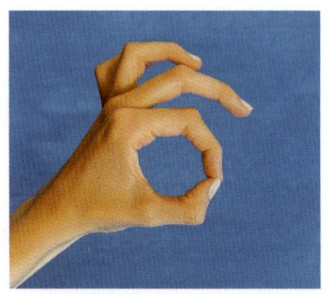

O gyan-mudra ajuda a tornar mais sereno o estado de espírito e melhora o apetite.

- Polegar e indicador apontam para a frente, os três outros dedos para cima.
- A depender de como os dedos, ou seja, as mãos sãos posicionadas no gyan-mudra, para esse mudra há ainda mais duas denominações: chin-mudra e jnana-mudra.

Chin-mudra — o gesto do saber
- As palmas das mãos devem estar voltadas para baixo.
- O polegar toca o indicador na fossa da primeira falange.
- A ligação entre polegar e indicador apresenta aquele que é o principal objetivo do yoga: a integração entre o eu e o si mesmo.

Jnana-mudra
- As mãos pousam relaxadas sobre a coxa.
- As palmas das mãos devem estar voltadas para cima.

Artrose

A artrose é uma doença degenerativa das articulações. O tecido de ligação sofre um processo que é natural do envelhecimento e também envolve deterioração: as articulações de um indivíduo de aproximadamente 35 anos já começam a apresentar alterações, o que é mostrado em radiografias. Essas alterações resultam de má alimentação, pouca movimentação e dos problemas posturais daí resultantes — isso sem contar a contribuição de alguns distúrbios na produção hormonal e no metabolismo.

Existem alterações degenerativas que de tão pequenas são indolores. Pode-se falar efetivamente de artrose quando essas alterações superam as que podem ser causadas pelo processo de envelhecimento normal. Com isso a cartilagem articular se torna mais rarefeita e aparecem inflamações ósseas em volta das articulações. Isso pode levar a tensões musculares e inflamações das membranas sinoviais. Depois da chamada "dor de arranque", quando se dá início a um movimento, este pode ser realizado de maneira indolor, com a articulação podendo ser acionada normalmente. Mas com o envelhecimento vêm as limitações motoras. Pode haver um recrudescimento dos processos inflamatórios (ver doenças reumáticas, p. 112). De modo geral, melhoras perceptíveis podem ser obtidas por meio de terapias físicas, acupuntura, homeopatia e pelo yoga.

O mudra certo para enfrentar a artrose

Usamos para isso o surabhi-mudra, que muitos chamam de "mudra da vaca". Este mudra deve ser praticado 3 vezes por dia durante 15 minutos, para que ele possa exercer seu efeito plenamente.

Surabhi-mudra

- O dedo mínimo da mão esquerda toca o dedo anelar da mão direita.
- O dedo mínimo da mão direita toca o dedo anelar da mão esquerda.
- O dedo médio de ambas as mãos tocam o indicador da outra.
- Os polegares se mantêm estendidos.

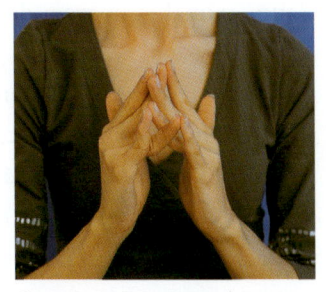

Para a artrose, recomenda-se a prática diária do surabhi-mudra.

Visualização da luz

As visualizações de luz exercem um efeito auxiliar. Em sua clínica em Fort Worth, no Texas, o médico oncologista norte-americano Carl O. Simonton utiliza esse tipo de visualização no auxílio ao tratamento do câncer — e com bons resultados.

Visualize a grande e clara luz que suas articulações trazem ocultas, e imagine que as alterações degenerativas em cartilagens e ossos cedem lentamente, até que lhe surja a imagem de uma articulação saudável bem diante dos seus olhos.

Asma brônquica

Existem diferentes fatores que desencadeiam a asma brônquica, dentre os quais se destaca, hoje, a irritabilidade de natureza alérgica. O caráter alérgico da asma, por sua vez, tem em sua origem um componente psíquico. Por isso, no caso da alergia ao pelo de algum animal, a imagem do animal deve bastar para curar um ataque de asma.

Nossa respiração funciona automaticamente; portanto, ela continua funcionando em casos de perda de consciência. Um asmático padece de obstrução da respiração. O ar inspirado se acumula nos pulmões, que então se tornam superinflados. Os aflitivos ataques de asma acontecem por impedimento das trocas com o ar renovado.

Estudos chegaram à conclusão de que ataques de asma são o substituto de uma elaboração, não realizada, de conflitos anímicos. Muitos doentes de asma relatam não conseguir reagir a emoções por meio do choro. Se durante um ataque agudo acontece de irromperem em lágrimas, o ataque cessa repentinamente. Além disso, a asma oculta o desejo inconsciente de proteção e atenção materna.

Os mudras certos para asma brônquica

Contra a asma, é bastante útil o mudra da respiração, que fortalece o elemento da matéria etérea do céu. Pratique esse mudra diariamente, 5 vezes durante 5 minutos.

Mudra da respiração

- Junte as pontas dos dedos médios.
- Pressione-as levemente entre si enquanto inspira.
- Libere a pressão ao expirar.
- Em caso de um ataque de asma agudo, faça imediatamente e antes de tudo o mudra bronquial. O mudra da respiração deve ser concluído quando a respiração aos poucos for voltando ao normal.

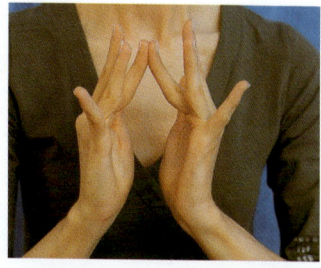

O mudra da respiração melhora a respiração profunda.

Mudra bronquial

- O dedo mínimo deve estar encostado na raiz do polegar da mesma mão.

- O dedo anelar toca na articulação superior do polegar, precisamente ao lado deste.
- O dedo médio encosta na ponta do polegar.
- O indicador fica esticado.
- Uma versão facilitada deste exercício nos leva à prática, que é corrente, do matsayana (peixe). É um exercício que amplia a caixa torácica, estimula a glândula tireoide, aumenta a pressão sanguínea na cabeça, relaxa e distensiona os músculos superiores das costas e da nuca.

Matsayana — exercício de yoga para a expansão da caixa torácica

- Deite-se de costas com as pernas estendidas no chão. As mãos devem ficar com as palmas para baixo, parcialmente sob as nádegas, os cotovelos ligeiramente dobrados junto ao corpo.

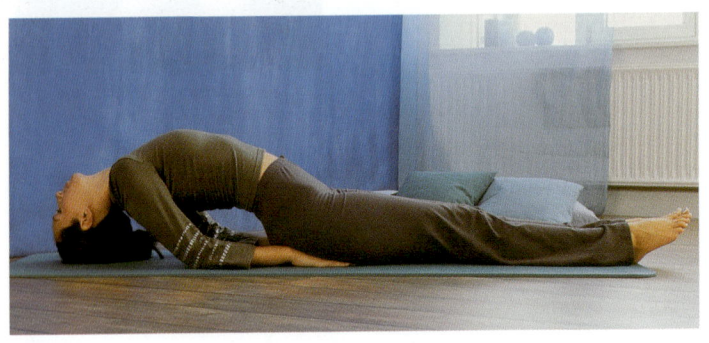

O exercício de yoga "peixe" — matsayana — serve para a expansão do peito e o relaxamento dos músculos da nuca e da parte superior das costas.

- Deposite o seu peso sobre os cotovelos, fazendo uma hiperlordose. Ao mesmo tempo, arqueie a cabeça para trás, fazendo com que ela encoste no chão.
- Apoie-se de modo que o peso maior se concentre nas nádegas. Mantenha-se nessa posição durante algumas inspirações — lembrando que essas devem ser feitas lentamente.
- Volte pouco a pouco à posição inicial.
- Repita 2 vezes o exercício.

Doenças das vias respiratórias

O ar da respiração é a força da vida. Quem sofre de doenças crônicas das vias respiratórias tem dificuldades de se ocupar com a vida em si. Padece — não raro inconscientemente — de um medo da vida. Uma respiração ofegante é indicador de medo e sentimento de estreiteza. A largura da caixa torácica possibilita uma disposição para soltar e deixar entrar o ar.

Além disso, uma respiração arquejante tem como consequência uma maior rigidez do diafragma. O diafragma, que existe como uma cobertura elástica sobre o abdômen, controla o fluxo de sentimentos. Se estiver rígido, o fluxo se acumula. Com isso, não só a capacidade de apreender sentimentos negativos se endurece, como também a sensibilidade de sentimentos agradáveis se reduz. Frequentemente as origens da respiração arquejante ou entrecortada estão no medo de admitir o seu sentimento de raiva e expressá-lo, e também no medo de se machucar e de se frustrar.

O mudra certo para uma respiração profunda

Para aprofundar o impulso da respiração e relaxar o organismo como um todo, pratique o hakini-mudra. Esse mudra relaciona-se energeticamente ao chakra do terceiro olho (p. 20). Ademais, o hakini-mudra ativa o lado direito do cérebro, onde se localiza a região responsável pela memória. Por meio de uma respiração profunda o cérebro é abastecido com mais oxigenação. Recomenda-se esse mudra nos casos em que o indivíduo se encontra em um período prolongado de estudos ou seminários em que há grande esforço cerebral, sobretudo para o aumento da capacidade de registro de informações e, por outro lado, para momentos de relaxamento.

Hakini-mudra

- Junte as pontas dos dedos.
- Inspire profundamente pelo nariz e expire ainda mais profundamente pela boca. Enquanto isso, a língua deve ficar relaxada no céu da boca.
- Já na primeira inspiração você deve ter percebido

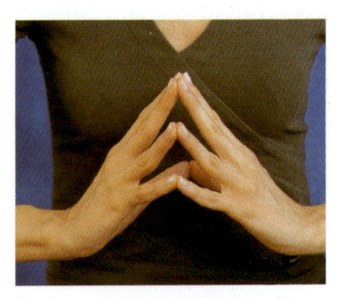

Pratique o hakini-mudra para obter uma respiração profunda.

como o diafragma se torna mais maleável, e a respiração, mais profunda.

Dores de barriga ou de estômago e flatulência

Dores de barriga ou de estômago podem ter muitas causas. Por isso é importante descobri-las antes de iniciar um tratamento. Se a causa for um sentimento represado, é importante levar a sério esse sentimento e tomar uma decisão. Além disso, o acometimento de diferentes órgãos, como o fígado, o estômago e o intestino, como do próprio baixo-ventre feminino, podem causar dores de barriga.

O mudra certo para estômago e barriga

Uma queixa frequente dos pacientes é a formação de gazes no intestino. Alimentos mal digeridos e refeições feitas tarde da noite facilmente desencadeiam a flatulência. Para liberar esse vento — no ayurveda são conhecidos 51 tipos de vento —, praticamos o vayu-mudra, também chamado mudra do vento.

Vayu-mudra
- Curve o dedo indicador até ele tocar no tênar, que é a saliência da palma da mão junto do polegar. Em seguida, com o polegar, pressione o indica-

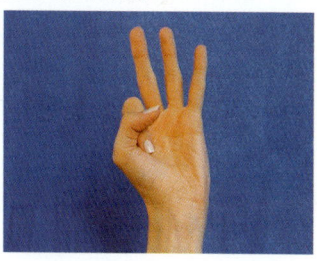

O vayu-mudra ou mudra do vento alivia os incômodos causados pela flatulência.

dor, enquanto os outros três dedos ficam estendidos para cima.
- Faça esse mudra com ambas as mãos, até que o incômodo ceda.
- Em estados crônicos, pratique o vayu-mudra 3 vezes ao dia durante 15 minutos, e complemente-o com o pran--mudra (p. 44).

Infecções na bexiga

Em alguns casos, as infecções na bexiga são consequências quase fulminantes de se manter a região do baixo-ventre resfriada. São mais comuns em mulheres. Por isso, é importante trocar a roupa de banho molhada, pois a umidade associada ao vento produz friagem. Um bom chá quente para os rins é um primeiro socorro em caso de inflamação na bexiga. Mas também uma infecção bacteriana pode provocar infecções severas, com fortes dores e sangramento na urina, e nesse caso a infecção deve ser tratada com antibióticos, para impedir que chegue aos rins. Se esse quadro infeccioso se mostrar reincidente na mulher, é aconselhável que se faça um exame em seu parceiro. Por incrível que pareça, a infecção bactericida no homem não costuma causar incômodo ou maiores consequências, mas no ato sexual ele contamina a parceira com essa bactéria.

A bexiga e a psique

Infecções na bexiga também podem ter causas psíquicas. O fator "lágrimas não derramadas", por exemplo, é indicador de enurese (micções noturnas). É o caso de tentar descobrir o que está afligindo o seu filho. A melhor maneira de fazê-lo é brincando — digamos, por meio de um ursinho (meu ursinho está triste porque...). Uma criança que não tem o controle da urina durante o dia, ainda que a idade-limite para fazê-lo já tenha passado há muito tempo, geralmente apresenta problemas com as estruturas de poder no seio da família, sobretudo com a pessoa com quem mais se relaciona — geralmente a mãe.

O excesso de adrenalina é enviado para os rins, de modo que também ali ocorre uma considerável reação bioquímica. O contrário do fluxo urinário descontrolado é a retenção de urina. Surge na maioria das vezes por causa de uma alma em estado de permanente tensão. Muito frequentemente há um forte conflito com a própria sexualidade.

O mudra certo para infecção na bexiga

O budhi-mudra — também chamado de mudra dos fluidos — regula o equilíbrio dos fluidos do corpo. Uma vez que nosso corpo se compõe de quase dois terços de substância líquida, esse mudra tem um importante significado. Ele fortalece a função dos rins e regula a absorção e a secreção de fluidos nas células do corpo. Recomenda-se também o budhi-mudra para secura dos olhos e da boca.

Budhi-mudra

- Encoste o polegar na ponta do dedo mínimo e pressione suavemente. Os demais dedos devem estar estendidos, porém relaxados.
- Com a pressão exercida no dedo mínimo, o elemento água é ativado.
- Você pode se servir do budhi-mudra à vontade, ou com a finalidade específica de cura, 3 vezes por dia durante 15 minutos.

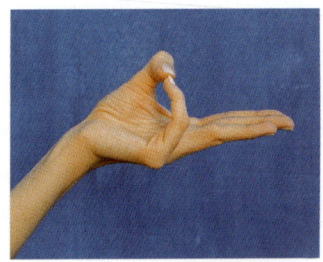

O budhi-mudra é recomendável para casos de inflamação na bexiga.

Pressão alta e baixa

Chamamos hipotonia os valores cronicamente baixos da pressão sanguínea. Isso denota um valor inferior a 110 mmHg na sístole, enquanto nas mulheres o valor é de 100 mmHg. As causas orgânicas em geral não se deixam apreender, mas sabe-se com certeza que as mulheres jovens são mais propensas do que os homens. Supõe-se que os fatores para tal propensão sejam hereditários e constitucionais.

Chamamos hipertonia a pressão sanguínea elevada, portanto a elevação patológica da pressão nos vasos sanguíneos. Essa elevada pressão interna dos vasos atua como principal causa das doenças do coração e de circulação. É certo que a elevação da pressão sanguínea é mais frequente com a idade, mas um valor contínuo de 160/95 mmHg é considerado patológico. Em até cerca de 90% dos pacientes os médicos não conseguem isolar nenhuma patologia que possa ser responsável pelas taxas elevadas de pressão sanguínea. Nos demais casos o que se tem são doenças renais e suprarrenais. A pressão sanguínea alta em sua forma cardiovascular é a causa da arteriosclerose. O coração deve ser bombeado contra as paredes vasculares solidificadas.

O mudra certo para pressão baixa

No caso da hipotonia o vajra-mudra é bastante útil — o vajra-mudra é a consciência do trovão, e você pode praticá-lo à vontade. No caso de uma hipotonia crônica, recomenda-se que seja praticado 3 vezes por dia a cada 5 minutos.

Vajra-mudra

- Em ambas as mãos, posicione o polegar ao lado do dedo médio, com o anelar do outro lado da unha do dedo médio e com o dedo mínimo do lado da unha do anelar. O indicador fica estendido.

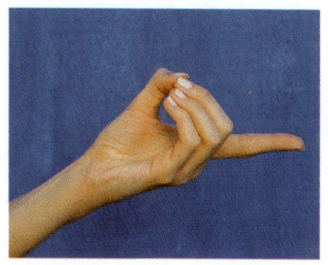

O vajra-mudra regula a pressão sanguínea.

O mudra certo para pressão alta

Em caso de hipotonia, este é o primeiro exercício do chin-mudra (p. 46). Esse mudra deve ser praticado todos os dias e durante as seguintes meditações:

Prática de meditação
- Imagine que diante de você há uma fonte de águas cristalinas. Ela aflui serena e regularmente de um riacho.
- Agora, remeta à água da fonte todos os sentimentos e pensamentos que o deixam agitado ou aflito.
- Então respire profunda e calmamente pelo abdômen. Pense ou fale o seguinte: "Eu me livro do que me incomoda".
- Uma vez que a agressividade represada produz hipertonia, você pode complementar esse exercício com o mushti-mudra (p. 41). Depois, deve praticar os seguintes anasa-yoga — "variação virasana", também conhecida como "atitude de humildade".

Variação virasana — a folha dobrada
- Posicione-se nos calcanhares, com as mãos voltadas para trás e as palmas das mãos para cima.
- Curve-se lentamente, até a cabeça tocar o chão. As mãos devem ficar junto dos pés, e o queixo quase tocando o peito. A parte superior do corpo faz pressão contra os joelhos.

- Se lhe for confortável, você também pode voltar a cabeça lentamente para o lado. Quanto mais persistir nessa posição, melhor será o resultado.
- A folha completamente dobrada vai se distendendo por completo. Se em razão da inclinação houver forte afluência de sangue para a cabeça, deposite uma almofada na frente dos joelhos, para que a cabeça fique um pouco mais alta. Permaneça nessa posição enquanto lhe for confortável. A profunda distensão regula também a distribuição de sangue pelo corpo. A prática regular dos mudras e da variação virasana deve atenuar seu problema de pressão.

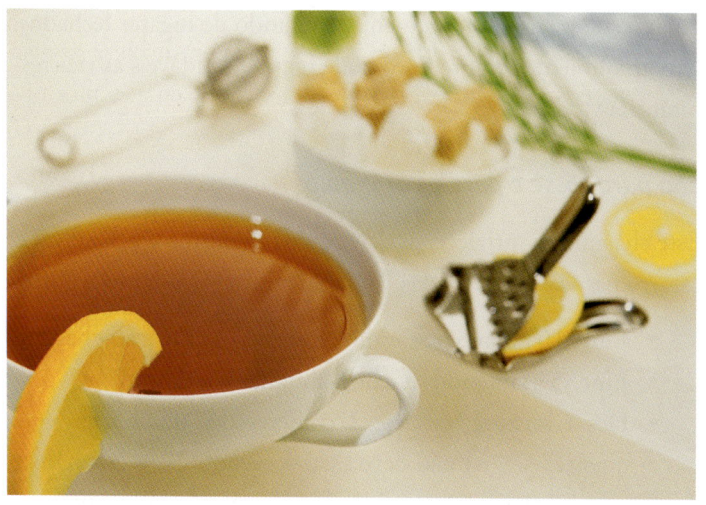

Um chá para a tosse e para os brônquios fortalece as capacidades de defesa e dissolve o catarro nas vias respiratórias.

Doenças bronquiais

Dos ramos direito e esquerdo da traqueia partem brônquios que se ramificam cada vez mais nos pulmões e deságuam nos alvéolos, nos quais acontecem as trocas gasosas. Uma contração ou obstrução dos brônquios dificulta a respiração. Disso resulta uma respiração mais superficial e mais rápida, e daí uma redução do oxigênio no corpo. Por meio dessa respiração equivocada é que se reduz também o prana, a energia vital. Sentimo-nos fracos e vulneráveis. Também no âmbito anímico ficamos mais suscetíveis e retraídos em relação ao mundo. As consequências disso são um sentimento reduzido de sua própria importância, de seus medos e depressões. Deve-se prestar atenção à qualidade do ar à sua volta, sobretudo em se tratando de lugares fechados. Um ar ambiente sempre puro pode manter saudáveis as vias respiratórias.

Chá para tosse e para os brônquios

Este chá ajuda a fortalecer as defesas do organismo e a dissolver o catarro nas vias respiratórias. Pode ser adoçado com mel a gosto.

- Junte 10 gramas de cavalinha, malva, menta e tanchagem.
- Junte 5 gramas de funcho, sabugueiro e timo.
- Dessa mistura, despeje 2 colheres das de chá na água quente. A água não deve estar fervendo, para que não se perca o óleo etéreo.
- Beba de 2 a 4 xícaras por dia.

Os mudras certos para doenças bronquiais

Para aumentar a resistência, sobretudo em caso de infecções das vias respiratórias, Keshav Dev recomenda o linga-mudra, também chamado mudra do polegar ereto. Ele produz calor e dissolve o catarro que se acumulou nos brônquios e nos seios nasais.

Linga-mudra

- Junte as palmas das mãos.
- Cruze os dedos.
- Um dos polegares é mantido ereto.
- Ele é envolvido pelo polegar e indicador da outra mão.

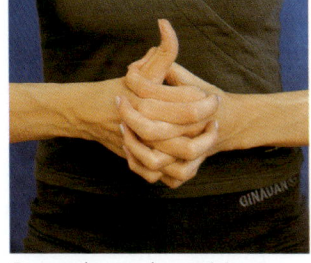

Para as doenças bronquiais, recomenda-se o linga-mudra.

O varuna-mudra também exerce o efeito de dissolver o catarro. De um modo geral, ele reduz o excesso de líquido no corpo.

Varuna-mudra

- Curve o dedo mínimo da mão direita, até encostá-lo no tênar.
- Pressione com o polegar em direção ao dedo mínimo.

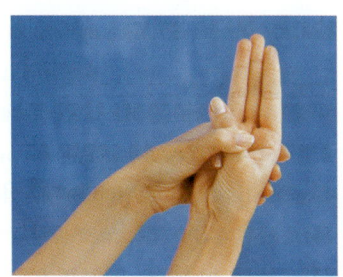

Em caso de doenças bronquiais, faça o varuna-mudra.

- A mão esquerda envolve a direita por baixo, e o polegar esquerdo fica sobre o direito.

Problemas intestinais

Ao nosso aparelho intestinal, que consiste em intestino grosso e intestino delgado, cabem importantes atribuições. Elas são de responsabilidade de micro-organismos que terminam o trabalho de decomposição dos alimentos pré-digeridos pelo estômago. Com isso são recebidos os nutrientes, sais minerais e vitaminas absorvidos e secretados na corrente sanguínea. No intestino grosso são absorvidos os líquidos do bolo fecal, que é então eliminado.

Distúrbios intestinais manifestam-se de diferentes maneiras. Sangramentos, diarreia, obstrução intestinal e dores. Em caso de persistência de infecções ou de sangramentos, um médico deverá ser sempre consultado.

Doenças autoimunes

Sobretudo as doenças crônicas, como a colite ulcerosa e a doença de Crohn demandam tratamento específico. Nessas doenças autoimunes as células de defesa, que normalmente devem eliminar substâncias nocivas ou corpos estranhos, voltam-se contra as próprias células saudáveis do corpo, nas paredes intestinais. Instaura-se um processo inflamatório crônico. Na maioria das vezes esse processo é estancado mediante intervenção medicamentosa, que possibilita ao paciente longos intervalos livres de complicações. No entanto, mesmo um tratamento com enzimas pode render bons resultados. No início, porém, o tratamento provoca um recrudescimento das afecções para que haja efetivamente uma cura do complexo autoimunológico já sedimentado nas paredes do intestino.

Intestino e psique

Pessoas com doenças intestinais muitas vezes sentem uma forte necessidade de manter tudo sob controle. Elas têm medo de abrir mão e delegar. Carecem de confiança no semelhante e na vida em si. O insistente controle com mão de ferro a que submetem sua vida provoca prisão de ventre. Contra essa atitude de aferramento voltam-se corpo e alma. Isso conduz a uma diarreia forte e difícil de conter, acompanhada de contrações e de uma mistura de muco e sangue.

Meditação da luz para distenção intestinal

Coloque-se numa posição confortável. Não importa se está sentado ou deitado. Feche os olhos e sobreponha as mãos em seu ventre.

Respire profundamente e imagine uma luz percorrendo-lhe as narinas e fluindo-lhe pelo corpo. Essa luz se expande pelo esôfago e pelo estômago, e continua a fluir dali. Chega ao intestino delgado e reveste suas paredes. O intestino delgado se distensiona. A luz vai além, percorrendo todas as dobras e alças intestinais. Com isso se dissolvem bolos fecais enrijecidos, e é trazida a cura onde havia comprometimento do intestino.

Perceba como a luz traz calor ao seu intestino, levando consigo, pelo caminho, tudo o que deve ser expelido. Então relaxe toda a musculatura do abdômen, o estômago deve ficar tenro e aquecido. Dê-se um tempo e sinta-se em seu estômago.

O mudra certo para problemas intestinais

Para toda e qualquer dor ou indisposição estomacal é aconselhável a prática do maha-sakral-mudra, que é o grande mudra pélvico. Com ele você faz relaxar as tensões em todos os órgãos da bacia. Esse mudra pode ser praticado no banheiro, sendo indicado também para cólicas menstruais.

Maha-sakral-mudra

- Junte as pontas dos dedos anelares e as pontas dos dedos mínimos à dos polegares.
- Inspire profundamente (respiração abdominal) de 10 a 15 vezes.
- Então junte as pontas dos dedos mínimos, e ao mesmo tempo os anelares tocam nos polegares.
- Novamente, faça de 10 a 15 respirações.

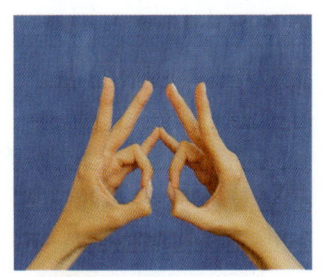

O maha-sakral-mudra alivia dores intestinais.

Depressões

As depressões se manifestam por uma tristeza profunda e forte suscetibilidade. Podem ter diferentes causas. Por isso, em caso de depressões persistentes, consulte sempre um médico.

Entre as mulheres, as principais causas da depressão são os distúrbios do equilíbrio hormonal — por exemplo, uma forte queda de estrogênio.

A vela — exercício universal para o corpo, o espírito e a alma

O exercício da vela vivifica e fortalece o corpo como um todo, regula as funções glandulares e atua no equilíbrio do sistema nervoso vegetativo.

- Deite-se de costas, o corpo bem estendido, e mãos abertas sobre ele.
- Alongue a musculatura do abdômen e das pernas, e então erga as pernas até formarem um ângulo reto com o restante do corpo. Como apoio, use a ponta dos dedos.
- Erga as nádegas e a parte inferior das costas. Para fazê-lo, apoie-se com as mãos na cintura. Os cotovelos devem se manter rentes ao corpo.
- Estenda-se, elevando-se na vertical, até somente a nuca e os ombros tocarem o chão.
- Você pode iniciar com um exercício que tenha de 30 a 60 segundos de duração. Vá aumentando aos poucos, até chegar a três minutos. Respire normalmente durante a prática.

Infelizmente, porém, por trás da depressão pode haver doenças ameaçadoras, até mesmo um tumor no cérebro.

Hoje em dia, muito se pergunta se sobrecargas emocionais persistentes não poderiam ser as causas das depressões. São afetados cada vez mais indivíduos do sexo masculino, sobretudo a partir dos 50 anos.

O mudra certo para os casos de depressão

Contra a depressão recomenda-se um mudra de origem chinesa: o tse-mudra.

Tse-mudra

- Coloque as mãos sobre as coxas. Estenda os polegares até a raiz do dedo mínimo, e então, com os quatro dedos restantes, feche essa mão. Respire profundamente.
- Ao expirar abra as mãos e balance-as para baixo de maneira ritmada. Expire pela boca nos quatro estágios.
- Repita esse exercício pelo menos 7 vezes.
- Agora feche os olhos, e relembre um momento de alegria e felicidade em sua vida. Inspire profundamente essa felicidade.

O tse-mudra é útil contra humores depressivos.

Desintoxicação

Na moderna sociedade industrial, alimentos e bebidas são contaminados com uma grande variedade de produtos químicos. Como se não bastasse, nos países não industrializados as frutas e verduras, bem como a colheita, são pulverizadas com inseticidas já há muito proibidos nos países de primeiro mundo. Os mecanismos de controle não são suficientes. Logo, tudo o que chega ao nosso organismo pela via de alimentos e bebidas não é suficientemente conhecido.

O ar também contém muitas partículas e gazes nocivos que se instalam em nosso corpo pelas vias respiratórias. Esse é um problema que nem mesmo a alimentação mais saudável pode contornar. Mas há algo que podemos fazer para excretar parte dessas substâncias.

Caminhos para a desintoxicação

A partir da página 144 encontraremos algumas instruções para uma limpeza ayurvédica do corpo: dhauti — a purificação interior. Com isso o corpo é estimulado a uma desintoxicação, acionando um mecanismo que o purifica.

Banhos com sais básicos vão operar uma desintoxicação da pele. Especialmente eficaz é a ingestão da alga *Chlorella pyrenoidosa*. Ela é vendida como complemento alimentar em casas de produtos naturais. Em forma de preparado único, a *Chlorella* tem o poder de dissolver substâncias tóxicas dos espaços intercelulares, como nos casos de contaminação com solventes químicos e mercúrio, razão pela qual é utilizada por dentistas para reversão de anestesia em trabalho de pesquisa neurobiológica. Em todo caso, sua ingestão deve ser cautelosamente dosada, para se evitar acúmulo nos rins.

Além disso, já há anos encontra-se proibida a chamada "água levitante", dotada de propriedade semelhante à da linfa humana, de se ligar a substâncias tóxicas para expeli-las do organismo. A estrutura física da água é artificialmente alterada. Com isso, todos os agentes contaminadores presentes na água se tornam inofensivos.

O mudra certo para desintoxicar

Para a desintoxicação usamos uma combinação de mudras desenvolvida por mim — mudra da água e apan-mudra. Com o auxílio do mudra da água, a água no corpo é reduzida e a secreção de líquidos estimulada.

Mudra da água

- Estenda todos os dedos para cima.
- O polegar deve fazer pressão na origem do dedo mínimo.
- Pratique esse mudra por aproximadamente 5 minutos, com ambas as mãos.

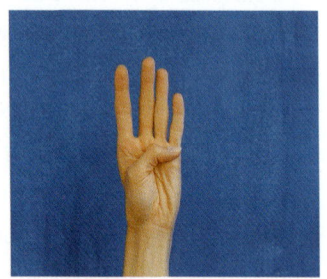

O mudra da água ajuda a desintoxicar o corpo.

- Agora devemos formar com ambas as mãos o apan-mudra (mudra da energia). Esse mudra exerce uma ação desintoxicante e estimula o fígado e a vesícula biliar, que são classificados sob o elemento madeira.

Apan-mudra

- Junte as pontas dos dedos médio e anelar à ponta do polegar.
- O indicador e o dedo mínimo devem ficar estendidos, porém relaxados.
- Mantenha este mudra por cerca de 15 minutos.
- Use essa combinação 3 vezes ao dia.

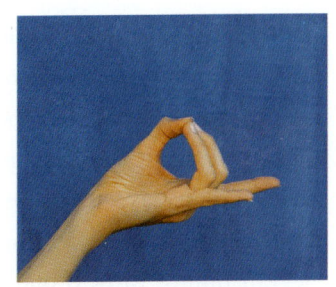

Combine o apan-mudra com o mudra da água.

Viagens de fantasia

- Feche os olhos e relaxe os músculos. Imagine-se nadando em um fluxo de água quente e cristalina.
- Sinta a água lhe acariciar o corpo.
- Agora observe a água atentamente. Perceba como ela lhe penetra os poros e flui para dentro de você. A água que vai ficando para trás tem uma coloração escura, das substâncias tóxicas que ela secreta e faz irrigar.

- Você deve nadar até a água atrás de si se tornar clara. Seu corpo encontra-se interna e externamente puro.
- Agora, repouse sob o sol tépido à beira do riacho.
- Continue fazendo o apan-mudra.

Resfriados

Resfriados são doenças viróticas. Para combatê-los, o corpo recorre ao sistema imunológico. Que o resfriado se manifeste por tosse, constipação, dor de cabeça, rouquidão, ou por tudo isso, é algo que depende da região que estiver com as defesas enfraquecidas ou de ser o caso de o sistema imunológico como um todo se deixar combalir em determinada época do ano.

Em muitos casos o que se aconselha é tratar uma doença com medicamentos já desde o início, para fortalecer a imunidade. Acho isso totalmente errado. Com o medicamento, o sistema imunológico será estimulado a produzir mais células de defesa que não serão usadas para nada. E como se não bastasse, essa produção prolongada acaba sendo uma sobrecarga para o corpo, que a longo prazo enfraquecerá. Se então sobrevier alguma doença, o corpo não estará forte o suficiente para combatê-la.

Por outro lado, se agindo de outro modo, você ajudar seu sistema imunológico no momento certo, o corpo terá reservas suficientes de energia para se concentrar na defesa contra o agente provocador. Com isso, o ciclo da doença se torna menos impactante, e você recobrará a saúde mais rapidamente. Nesse período, é recomendável ingerir vitaminas naturais em doses elevadas, tomar ar fresco e beber ao menos um litro a mais de água do que faria normalmente. Se as narinas estiverem obstruídas, faça uma limpeza nasal (p. 144). Com isso você se livra de crostas e catarros, facilitando a respiração.

Os mudras certos para resfriado

Em caso de calafrios, o linga-mudra (p. 61) pode ser muito útil para que você se aqueça. E aqui um bom complemento será o pran-mudra (p. 44), que lhe trará novas energias. A respiração profunda (p. 159) ajuda o corpo a se defender de doenças, purifica o sangue e fortalece a função pulmonar.

Doenças da vesícula biliar

Cálculos biliares, colecistite e pedra na vesícula podem ser distúrbios muito dolorosos. Por isso é importante se cuidar para que não apareçam. Já em 1928, no jornal *Klinische Wochenschrift* foi relatada uma ligação entre doenças na vesícula e os sentimentos. Aliás, em nossa língua encontramos expressões como "cheio de bílis", "gosto amargo de fel", "ódio biliático" etc. Também a amargura e o enrijecimento interno decorrentes de um falso orgulho podem ser responsáveis pelo surgimento de pedras na vesícula. Há muito se constatou que a relação entre a secreção de bílis quando sob efeito da alegria era diferente da que se tinha sob efeito de sentimentos de desprazer. Já naquela época as causas psíquicas eram discutidas.

Hoje se sabe que problemas na vesícula surgem com mais frequência em pessoas que são conscientes da raiva que sentem, mas não conseguem expressá-la. Pedras na vesícula também são encontradas com maior frequência entre pessoas que direcionam essa raiva mais a si próprias do que a outrem, vendo-se como que intoxicadas e sem nenhuma válvula de escape.

O importante é dar vazão a seus sentimentos. A ira, a irritabilidade são agressões que precisam ser desafogadas, para que não ocasionem prejuízos ao seu próprio corpo (ver Agressividade, p. 39).

Os mudras certos para inflamação na vesícula

Se você já estiver sofrendo de cálculos biliares, o importante é estimular a produção de fluido biliar no fígado, por exemplo, pelo consumo regular de uma bebida amarga chamada Schwedenbitter, ou então de um preparado de aguardente alemã chamado Löwenzahn. Isso pode impedir a formação de uma pedra. O apan-mudra (p. 69) atua estimulando fígado e vesícula biliar, relacionados ao elemento madeira. Ele também atua no equilíbrio da psique. Nos casos de cálculo renal agudo, efeito especialmente benéfico é aquele exercido pelo mukula-mudra, chamado "Broto de Lótus" ou "Pico de Mão". Esse mudra proporciona energia às partes do corpo que dela estejam mais necessitadas.

Mukula-mudra

- Posicione a ponta dos quatro dedos junto à ponta do polegar.
- Agora encoste a ponta dos dedos assim centralizadas na parte do corpo que estiver dolorida.
- Pratique essa posição mais vezes ao dia, durante 5 minutos, ou, com a ponta dos dedos, faça como se estivesse desenhando círculos suaves em torno da região dolorida.
- Em caso de inflamações na região do fígado e da vesícula, posicione a mão esquerda sob a ponta do esterno.
- Com a direita, acaricie com movimentos rápidos a região ao longo do arco da costela, de cima para baixo, de 20 a 25 vezes. O cálculo logo se dissolverá. Eventualmente, quando a energia começar fluir novamente nessa região, poderão ocorrer cãibras dolorosas.
- Pense em se ocupar dos sentimentos represados. Anuncie alto e bom som essa decisão, e pratique a renúncia.

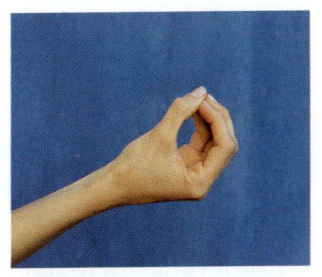

Utilize o mukula-mudra nos casos de cálculo renal agudo.

Problemas da sexualidade

As doenças relacionadas aos órgãos sexuais devem sempre ser submetidas a tratamento médico. Quando elas surgem em versões atenuadas ou quando a ideia é ter um complemento à terapia prescrita pelo médico, recorrer a um tratamento alternativo é uma opção bastante razoável.

Nos homens

Entre os homens, com o avanço da idade, são frequentes o aumento da próstata e os problemas relacionados à retenção de líquido. A próstata produz (secreta) um líquido que mantém o sêmen em movimento e o protege do meio ácido da vagina. Quando a atividade sexual se reduz, o líquido não utilizado forma um acúmulo. Com o tempo aumenta o espaço que lhe serve de depósito, que é a próstata.

Nos países árabes, onde aos homens mais velhos é imputado mais valor no que diz respeito ao sexo, esse problema é quase desconhecido. Em compensação, os casos de impotência surgem muito mais cedo. No que diz respeito às curas naturais, recomenda-se para esse caso um tratamento baseado em sementes de abóbora. Sua ação curativa ocorre nos tecidos. Do ponto de vista psicológico é aconselhável aceitar-se mais — permitir-se mais no que diz respeito à sua própria sexualidade. Ela é completamente natural também na terceira idade. Em caso de impotência psicossomática, a terapia por hipnose destaca-se com resultados bastante convincentes. A solução do problema fundamental e o aumento da autoestima e do sentimento do seu próprio valor tornam a possibilitar a ereção.

Nas mulheres

Em comparação com os homens, e em se tratando de doenças relacionadas ao sexo, as mulheres sofrem muito mais. Se o meio sensível da vagina estiver predisposto, é fácil ocorrer uma infecção por cândida (candidíase). Quando a doença está no início, recomenda-se o uso de tampões com iogurte natural ou coalhada. Banhos de assento com vinagre de frutas também ajudam a estabilizar o meio ácido: beber de 1 a 2 colheres (das de chá) de vinagre de frutas dissolvidas em um copo de água ao dia cura pólipos no intestino. Uma dica: tintura-mãe de cânfora, de 3 a 7 gotas em água aquecida. Afecções mensalmente reincidentes, por ocasião da menstruação, não apenas são duradouras, como muitas vezes dolorosas. Podem ir de leves repuxos no baixo-ventre até cãibras e enxaquecas — é difícil encontrar mulher que não tenha passado por isso. Surgem também fortes crises de depressão e, por último, são frequentes as sucessivas quedas nos níveis de estrogênio. Isso é algo que você pode compensar bebendo um copo de cerveja — de preferência não alcoólica — por três dias logo no início da menstruação.

Os mudras certos para homens e mulheres

Na prática do apan-mudra, use sempre as seguintes posições de cabeça: junto às têmporas, junto à têmpora posterior, à direita e à esquerda da vértebra cervical, atrás da orelha, à direita e à esquerda da raiz nasal, e no meio das sobrancelhas.

Aos primeiros sintomas de dor de cabeça, beba quatro copos de água ou chá de ervas. E nos dias seguintes, continue a beber mais líquido — pelo menos um litro a mais, para compensar a perda de líquido pela corrente sanguínea. Para auxiliar no tratamento, você pode usar também o mudra da água (p. 68).

Em caso de dores fortes e espasmódicas, o maha-sakral-mudra (p. 64) pode ajudar. Ele descontrai a pélvis como um todo.

A postura da "vela" no exercício de yoga (p. 65) atua sempre positivamente sobre os órgãos da bacia e pode provocar alívio. Em razão do forte sangramento abdominal, ele deve ser mantido por no máximo cinco respirações.

Hemorroidas

As hemorroidas são consequência de uma pressão contínua sobre as veias do reto. O refluxo do sangue é dificultado. Entre as mulheres, é frequente elas surgirem durante a gravidez. Não raro aparecem também em indivíduos que durante muito tempo ficam submetidos a tensões profissionais ou pessoais.

Paralelamente ao relaxamento da musculatura do assoalho pélvico, o bruxismo é episódio frequente. A musculatura da mandíbula fica em tensão constante, quase a sugerir a expressão: "... choro e ranger de dentes".

O mudra certo para hemorroidas

Também para esse caso, a prática do maha-sakral-mudra pode proporcionar alívio (p. 64). Além disso, você deve usar os mús-

> **Respiração solar**
> - Deite-se completamente estendido, as mãos sobre o abdômen dolorido.
> - Feche os olhos. Imagine o sol sobre você a irradiar um confortante calor.
> - À medida que respira, em cada inspiração inale esse calor em seu corpo, precisamente no abdômen.
> - Com a expiração, deixe as dores irem embora.
> - Nas inspirações seguintes, preencha o lugar das dores com o calor.
> - Respire calma e tranquilamente. Continue até as dores terem desaparecido.

culos do assoalho pélvico regularmente para acabar com as tensões no reto. Esse exercício serve também em casos de incontinência decorrente de fraqueza do esfíncter anal.

Elevando o assoalho pélvico
- Distensione paulatinamente o assoalho pélvico, como se você fosse obrigado a usar de força para deter o tenesmo.
- Ao mesmo tempo, junte os dentes, mordendo.
- E então, solte a musculatura da mandíbula e do assoalho pélvico ao mesmo tempo e pouco a pouco, até que estejam completamente relaxados.

Doenças de pele

A pele é um dos órgãos do nosso corpo, e sua superfície total mede aproximadamente 18 mil centímetros quadrados. Ela delimita o organismo humano em relação ao seu entorno. Exatamente por isso, sua função é de revestimento, mas também de proteção. Ela impede a entrada de germes nocivos, é responsável pelo controle e regulação de fluidos e da temperatura do corpo e o protege dos raios do sol.

Além disso, a pele é um importante órgão de percepção. O número de nervos sensíveis que percorrem a pele até a medula espinhal perfaz mais de meio milhão.

O significado elementar da pele para as pessoas pode ser constatado em expressões como "com os nervos à flor da pele", "foi uma coisa de pele" ou "ele é mesmo um casca grossa".

Dermatoses de origem nervosa, com formação de pústulas ou bolhas, causando coceira, frequentemente estão relacionadas a uma agressividade reprimida. A coceira faz as vezes de catarse dessa agressividade, a erupção de pele sinaliza aos semelhantes a ojeriza à proximidade. Pudera: quem vai querer tocar numa pele que tem uma aparência pouco estética? Mas se o paciente aprender a lidar com sua agressividade, esses fenômenos cutâneos desaparecerão rapidamente.

O mudra certo para uma pele bonita

Para ter uma pele bonita e saudável, muitos fatores devem ser observados. As circunstâncias atuais desempenham aí um importante papel. Quando sua pele está impura, em decorrência de agressividade reprimida, é o caso de, antes de mais nada, aprender a lidar com seus sentimentos. Para isso você deve se valer do mushti-mudra (ver p. 41).

Para obter uma pele mais viçosa e — isto vale para quem estiver na puberdade — para desenvolver um sentimento de seu próprio valor, é importante fortalecer o chakra da raiz. Veja que é na raiz que reside a força das plantas. Só é possível desenvolver folhas e seiva saudáveis com uma raiz saudável e forte. Assim, também para nós é importante consolidar-se na vida e fortalecer nossas raízes mentais. Para consegui-lo, devemos praticar o prithivi-mudra — que é o mudra da terra. Esse mudra fortalece a pele, os cabelos, as unhas, os tendões e as articulações, e melhora o sentido do olfato.

Prithivi-mudra

- Junte a ponta dos dedos polegar e anelar fazendo uma leve pressão.
- Os demais dedos devem ficar estendidos (porém relaxados).
- Em caso de doenças de pele agudas, pratique esse mudra mais vezes ao dia, pelo menos durante 10 minutos.

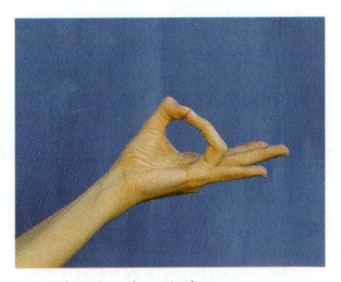

O prithivi-mudra ajuda a se ter uma pele bonita.

Doenças do coração

O coração bombeia o sangue pelo nosso corpo, e com isso é o responsável por abastecer os órgãos com oxigênio e nutrientes. As células dos órgãos absorvem as substâncias dissolvidas pelo sangue e liberam dióxido de carbono, que então é transportado para os pulmões e exalado.

O próprio coração é circundado por uma rede de vasos sanguíneos bastante finos, que são os vasos coronários. Eles são responsáveis por sua nutrição. O estreitamento ou o alargamento de um desses vasos provoca um subabastecimento do músculo do coração, que por sua vez pode levar à necrose (morte) da região muscular e ao infarto do miocárdio. No mundo ocidental, o chakra do coração atua também como ponto médio energético do homem. Aqui, o pensamento racional que vem da cabeça é ligado à percepção emocional que vem do abdômen. No mundo ocidental o coração é objeto de bem menos atenção, em favor da cabeça, do pensamento racional e da superioridade.

Meditação do coração

- Fique numa posição confortável e relaxada.
- Imagine que você está em uma cidade bastante apertada. É barulhenta, com intensa movimentação de pessoas. Ninguém o vê ou parece interessado em você. As pessoas se sentem distanciadas umas das outras.
- Proponha-se ir em busca do seu coração. Siga pelas ruas da cidade, ora pela direita, ora pela esquerda. Lentamen-

te, faça com que se extingam os altos ruídos, e os caminhos se tornem mais amplos e mais abertos. O entorno fica mais verde. As ruas se arborizam.
- Caminhe pela cidade. Sinta-se na imagem interior do seu coração. Você chega a um lugar de paisagem maravilhosa, um pouco antes da cidade. Segue um caminho que o conduz para esse lugar e observa atentamente o ambiente em volta. Algo lhe chama a atenção. Você vai até lá — é o lugar em que está o seu coração. Tome-o nas mãos. Considere-o atentamente.
- Ele é saudável, vivaz e bem nutrido? Ou lhe falta alguma coisa? Descubra o que falta a ele. Você pode simplesmente perguntar ou então senti-lo.
- Satisfaça aos desejos do seu coração. Deixe seu amor fluir serenamente. Sinta como o seu coração se torna mais vivo e mais forte.
- Deposite-o serenamente no meio do seu peito e durante algum tempo mantenha a atenção voltada para esse local. Então regresse calmamente.

Epidemia de infartos

Não admira que os problemas de circulação e os infartos já apresentem traços de epidemia e sejam a principal causa de morte em nossos dias. Afinal, falta de amor e de atenção faz o coração "morrer de fome".

Ocorre que nem tão importante é receber atenção de outra pessoa. Significado ainda maior tem a atenção que damos a nós mesmos. Só quem ama a si mesmo pode amar ao próximo.

Para muitas pessoas isso é difícil de compreender. A mídia cria ilusões e imagens ideais das pessoas, a que jamais chegaremos a corresponder. Surge um sentimento de inferioridade. Já as crianças muitas vezes têm de satisfazer a padrões de rendimento exagerados, impostos pelos pais. Se esse rendimento não é atingido, paira uma ameaça de desamor.

O coração dói, e tudo se contrai espasmodicamente. Pacientes com arteriosclerose e asma cardíaca conhecem bem esses sintomas. A sobrecarga emocional também acarreta problemas de coração. Mais de 80% de todas as taquicardias são psicossomáticas. Popularmente se fala de "coração de pedra" quando alguém não consegue dar amor. Já ter um coração "de mãe" ou "do tamanho do mundo" mostra a capacidade de receber e dar. Um coração "mole" denota vulnerabilidade e compaixão, enquanto um coração "duro" indica inacessibilidade.

O mudra certo para um coração saudável

Como os mudras podem nos ajudar a fortalecer o coração e nos abrir para o amor? Ganesha, a deusa em forma de elefante, que pode vencer todos os obstáculos, desempenha aqui um papel importante. O ganesha-mudra ativa o chakra do coração, fortalece a musculatura desse órgão e expande os brônquios. As contrações na musculatura auxiliar são atenuadas, a caixa torácica se abre e se expande. A disposição para mais coragem, confiança, cautela e abertura se fortalece. O ganesha-mudra ativa o elemento fogo e com isso fortalece a energia da vida.

Ganesha-mudra

- Segure a mão esquerda com a superfície interna da mão para cima, diante do peito. Curve os dedos, encaixando-os com os dedos encurvados da mão direita.
- Mantenha as mãos na altura do chakra do coração. Respire calma e profundamente.

Pratique o ganesha-mudra para fazer bem ao seu coração.

- Ao expirar, puxe as mãos com força uma na direção contrária da outra. Na inspiração seguinte, torne a relaxar esse encaixe.
- Depois de três respirações, inverta a posição das mãos — agora, com a superfície da mão direita para cima. Pratique-o pelo menos cinco vezes; o melhor é fazê-lo durante 15 minutos.
- Para terminar, disponha as mãos relaxadamente uma na outra junto ao chakra do coração. As mãos não devem se tocar. Respire algumas vezes nas superfícies das mãos.

- Em caso de ataques cardíacos agudos, o apan-vayu-mudra pode ser útil — se você já o tiver aplicado por ocasião dos primeiros sintomas —, com efeitos mais rápidos que os do nitrospray, de uso corrente. É também chamado "salvador da vida" e já ajudou muitas pessoas. Deve ser realizado sempre com ambas as mãos.

Apan-vayu-mudra
- Curve o indicador, de modo que ele toque o tênar do polegar.
- A ponta do anelar e do dedo médio tocam a ponta do polegar.
- O dedo mínimo permanece estendido.

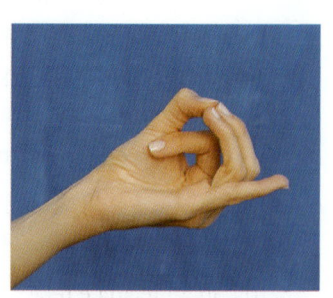

O apan-vayu-mudra auxilia nas doenças cardíacas agudas.

Deficiências autoimunes

O sistema imunológico é um sistema de defesa altamente especializado. Ele atua contra corpos estranhos e substâncias nocivas, os chamados antígenos, e é composto pelas células de defesa, os anticorpos. Antígenos e anticorpos combinam-se como chave e fechadura. Assim, só um anticorpo composto de modo muito especial pode capturar e aniquilar o antígeno. Depois do primeiro contato com um corpúsculo estranho, o organismo constitui as células de memória. É por isso que um novo contato faz-se possível para uma rápida reação com os anticorpos certos.

Falta de sono, estresse, vida sedentária e alimentação desequilibrada são fatores que enfraquecem o sistema imunológico. Quando a necessidade de vitaminas e sais minerais não é suprida pela via da alimentação — o que hoje, infelizmente, muitas vezes é o caso —, essa carência não deve ser compensada pela ingestão de complementos alimentares. Nesse caso é importante saber escolher as vitaminas naturais e os complexos minerais mais adequados para cada caso. Eles podem ser sintonizados entre si com relação a seus efeitos, e com isso ser tanto mais bem assimilados pelo corpo e utilizados de maneira mais eficaz.

Muito movimento e ar puro, tratamento hidroterápico com água fria ou aquecida e relaxamentos regulares devem contribuir para um sistema imunológico saudável. Muitas vezes pode ser necessário um saneamento da flora intestinal.

O mudra certo para um sistema imunológico forte

Para o fortalecimento do sistema imunológico deve-se praticar o bhramara-mudra — a abelha. Este mudra se originou com a dança do templo indiana. O bhramara-mudra é sempre realizado com ambas as mãos.

Pratique-o sempre que possível. Diariamente de 3 a 5 vezes durante 10 minutos já é o bastante para uma boa estabilidade imunológica.

Bhramara-mudra

- Coloque o dedo indicador curvado na cova do polegar.
- Agora, o polegar pressiona suavemente pelo lado da unha do dedo médio.
- Os demais dedos ficam estendidos.
- Se você estiver com alergia, que é causada por um sistema imunológico desorientado, deve praticar o bhramara-mudra, em combinação com uma meditação de luz durante pelo menos 20 minutos contínuos.

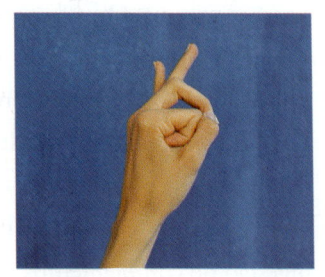

Com o bhramara-mudra podemos fortalecer nosso sistema imunológico.

Bhramara — A meditação da luz

- Sente-se ou fique numa posição confortável e faça a postura do bhramara-mudra.
- Imagine que pelo cosmos flui um raio de luz muito claro em sua direção, e ele o envolve inteiramente. A luz forma um manto à sua volta, que o protege dos demais contatos com a substância desencadeadora da alergia.
- Inspire a luz pura. Imagine como ela é distribuída por todo o corpo pela ação da corrente sanguínea.
- Observe como a luz envolve e dissolve as células de defesa malconduzidas.

- Agora veja-se liberto de todos os males.
- Então pense: "Eu me amo tal como sou".

Inquietação

Quando você está inquieto e nervoso, sem ter como dar vazão a esses sentimentos por meio da movimentação e do contato com o ar puro — por exemplo, andando de bicicleta, praticando corrida, passeio ou atividades semelhantes —, é o caso de fazer um pouco de meditação ou praticar um ou outro mudra, e isso será de grande utilidade.

O mudra certo para a quietude interior

O atmanjali-mudra traz concentração, harmonia, ponderação, silêncio, calma e paz.

Atmanjali-mudra
- Fique numa posição confortável.
- Se puder, escolha uma posição de meditação.
- Disponha as palmas das mãos uma contra a outra, como numa oração.
- Com isso, mantenha as mãos na altura do chakra do coração.

Assim você intensifica o efeito

Para intensificar o atmanjali-mudra, pelo qual você pode meditar nas palavras "repouso" e "solto".

- Sente na posição acima descrita.
- Agora oriente o olhar interior para o ponto entre as sobrancelhas. Isso represa o fluxo dos pensamentos.
- Respire profundamente pelo abdômen. Enquanto o faz, pense na palavra "repouso".
- Agora expire de maneira lenta e uniforme, pensando na palavra "solto".
- Você perceberá como o seu pensamento se aquieta e como são dissolvidas as tensões responsáveis por seu nervosismo e agitação.

Outro mudra, bastante apropriado para obter um estado tranquilo e sereno em casos de nervosismo e inquietação interior, é o shakti-mudra. Ele é uma homenagem a Shakti, mãe de todas as coisas, deusa da energia vital e da força vital originária. O shakti-mudra fortalece a respiração profunda, acalma e facilita o sono, à noite.

Shakti-mudra

- Curve o polegar de cada uma das mãos na palma da mão, e superponha-o relaxadamente com o indicador e o dedo médio.
- Os dedos anelar e mínimo tocam a ponta dos dedos correspondentes na outra mão.

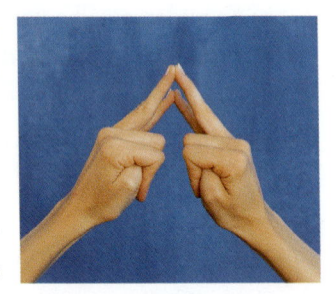

Para a calma interior, recomenda-se a prática do shakti-mudra.

- Pratique o shakti-mudra por no máximo 10 minutos e não mais que 3 vezes ao dia — mais do que isso pode provocar preguiça.

Dores de cabeça

A demanda provocada por um pensamento invasivo e persistente acaba mesmo "rachando a cuca". Com isso muitos perdem a cabeça, ficam com a mente cheia, ou então as coisas lhe sobem à cabeça. Aborrecem-se com as decisões que lhes vêm à cabeça e perdem a razão. E quando fazem uma pessoa querida perder a cabeça, nesse caso ele mesmo já não consegue "esfriar a sua". Ainda que ele não tenha de fato batido a cabeça, mesmo assim ele deu para ficar com o "miolo mole".

Não é de admirar que as dores de cabeça crônicas de hoje em dia não sejam nem um pouco incomuns e que o excesso de pensamento perturbe o sono. Uma série de mudras e exercícios de yoga pode nos ajudar a ficar novamente com a mente tranquila. O estresse vai embora, e livres e soltos podemos nos entregar novamente às tarefas cotidianas. Mas em caso de dores persistentes ou frequentes você deverá procurar sem falta um médico!

O mudra certo para "esfriar" a cabeça

Comece com o kalesvara-mudra. Você deve servir ao deus Kalesvara, que tem o poder sobre o tempo. Ele cuida para que o tempo não mais represente ameaça ou estreiteza, e sim amplidão, quietude e espaço para nós.

Kalesvara-mudra

- Junte os polegares e a ponta dos dedos médios.
- Mantenha-os estendidos, enquanto flexiona os outros dedos para dentro e os antepõe suavemente até a segunda falange.
- Estenda os cotovelos e mantenha este mudra diante da testa, na altura do "terceiro olho", para o qual os polegares agora apontam.
- Volte a inspirar pelo nariz e pela boca.
- Aprofunde a respiração, fechando os olhos e direcionando o olhar interior para o chakra do terceiro olho (da testa) (p. 20).
- Pratique durante 5 a 10 minutos.

O kalesvara-mudra é o responsável por uma percepção positiva do tempo.

Se você estiver se sentindo desorientado, com a sensação de que não está conseguindo ter nenhum pensamento claro, o pran-mudra (p. 44) — apresentado aqui em uma de suas variações — poderá ser um exercício bastante útil.

Variação do pran-mudra

- Estenda o indicador e o dedo médio.
- Com o polegar, pressione suavemente a unha do anelar e a do dedo mínimo.
- Desse modo as duas metades cerebrais são ativadas e combinadas uma com a outra.

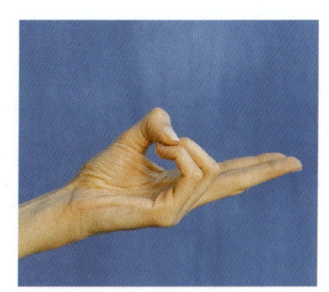

Com o pran-mudra os dois hemisférios do cérebro são coordenados.

- Este exercício é indicado também para crianças com dificuldades para ler e escrever.
- Se suas dores de cabeça tiverem como origem uma sobrecarga do aparato mental, como já foi citado anteriormente, o mahasirs-mudra pode lhe trazer algum alívio.

Mahasirs-mudra

- Junte o anelar ao tênar do polegar, estenda o dedo mínimo e pressione suavemente as pontas do polegar, do indicador e do dedo médio umas nas outras.
- O ideal seria ter a ajuda de um parceiro para realizar o restante deste exercício;

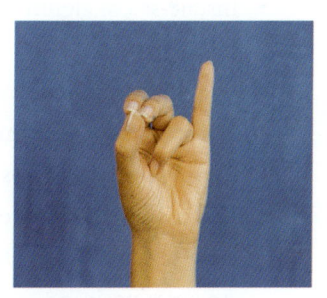

O mahasirs-mudra ajuda no combate à dor de cabeça.

com ele a dor de cabeça simplesmente "some" enquanto você executa o mudra.
- Sente-se numa banqueta. O parceiro estende o polegar junto da coluna vertebral — a ponta do polegar deve apontar para baixo, fazendo uma leve pressão. Com isso a dor de cabeça desaparece.
- Repita o processo, que na verdade é um "alisamento", até sentir uma melhora. Na maioria dos casos isso acontece depois de poucos minutos.

Nos casos de falta de concentração, é muito útil fazer o trataka, um exercício de raja-yoga. Se você o praticar regularmente, poderá expandir a sua concentração de maneira considerável. Há toda uma variedade de técnicas do trataka. Segue a descrição das mais usadas:

Trataka — Exercício de yoga para a concentração

- Instale-se em algum cômodo de sua casa ou em um espaço à meia-luz.
- Posicione uma vela acesa na altura dos olhos, diante de si. A distância deve ser mais ou menos de um braço.
- Agora sente e feche os olhos.
- Dirija a atenção para o seu corpo. É preciso ficar em silêncio e sem se mexer. Durante todo o exercício, mantenha-se nessa posição.
- Agora abra os olhos e fixe o olhar no ponto mais claro da chama. Com algum treino, você logo conseguirá olhar

esse ponto por mais minutos sem piscar nem desviar o olhar.
- Concentre-se na chama. A percepção do corpo passa a um plano completamente secundário.
- Feche os olhos, caso eles comecem a arder ou a lacrimejar.
- Relaxe e perceba o reflexo da chama diante dos olhos fechados. Quando ele se desvanecer, volte a se concentrar na chama.
- Se olhar para a chama lhe provocar algum desconforto, você pode escolher um pequeno objeto e concentrar-se nele. O importante é que ele não ocupe muito espaço no campo de visão.

Doenças do fígado

O fígado é a maior glândula do nosso corpo. Ele fica do lado direito, sob o diafragma. Exerce múltiplas funções — por exemplo, converter açúcar em energia e hidratos de carbono ou glicídios em gordura. Ele compõe energia a partir de aminoácidos e gordura. Além disso, também pode constituir novos aminoácidos. Produtos residuais próprios do corpo e toxinas estranhas ao organismo (como os próprios medicamentos) são por ele decompostos e secretados pelos rins. A bilirrubina, que é um produto residual do pigmento vermelho da hemoglobina, é secretada pela vesícula. Um distúrbio nesse processo causa hepatite. As células hepáticas produzem a bile tóxica, que percorre os ductos biliares e vai desaguar na vesícula biliar. Ali ele é coagulado e liberado à medida que se fizer necessário para a digestão de gordura no duodeno.

Doenças do fígado surgem sempre quando a pessoa tem ou faz algo em demasia: muita gordura, come demais, bebe demais, ou se droga demais. Um fígado adoecido revela às pessoas que sua capacidade de absorção está excedida. Isso se aplica precisamente ao campo das emoções. Todos conhecem expressões como "ele te come o fígado!", para advertir sobre uma reação irascível, ou então "isso me corrói o fígado", para quando se sente muita raiva.

O mudra certo para o fígado

Para estimular a função hepática, utilizamos o mukula-mudra (p. 73). Para ajudar na absorção, utilização e eliminação dos componentes dos alimentos, o pushan-mudra é de boa serventia. Ele é dedicado a Pushan, a deusa da nutrição. Este mudra atua no relaxamento da região do estômago e intestino como um todo, e ajuda sobretudo nos casos de distensão abdominal (estufamento) e flatulência. Exerce efeitos também nos casos de náusea e enjoo.

Pushan-mudra

Para este mudra, fazem-se posições diferentes com a mão direita e com a esquerda.

Com a mão direita, junte as pontas do indicador e do dedo médio com a ponta do polegar. Os dedos anelar e mínimo ficam

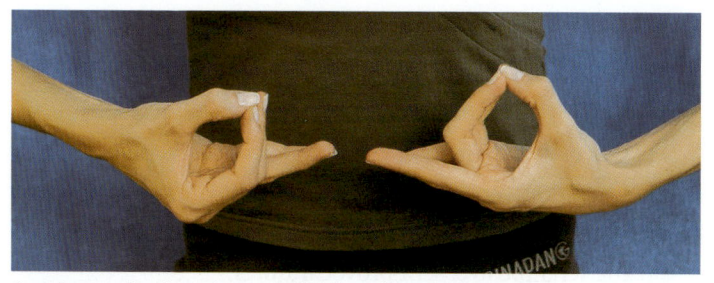

O pushan-mudra distensiona a região do estômago e do intestino.

estendidos. O gesto simboliza a receptividade e a abertura para a absorção de energia.

Na mão esquerda as pontas dos dedos médio e anelar se juntam à ponta do polegar. O indicador e o dedo mínimo ficam estendidos. Esse gesto simboliza liberação e eliminação de energia.

Um exercício de yoga fácil de aprender, que pode ser realizado também por pessoas idosas, massageia os órgãos do abdômen e estimula o seu funcionamento. Como efeito colateral, são alongados articulações e músculos, e com isso o corpo adquire mais mobilidade. Esse exercício consiste em curvar o torso na posição sentada. Recomendo a sua prática diária. Ele fortalece os órgãos e a musculatura do abdômen. Além disso, estimula a digestão e a evacuação, alonga a região da bacia e a coluna vertebral, fortalece o sistema nervoso como um todo, além do coração e dos rins, e transmite uma sensação de vitalidade.

Curvatura do torso — Paschimottanasana

- Sente-se no chão com as pernas estendidas.
- Erga os braços sobre a cabeça e recoste-se suavemente.
- Curve-se lentamente, vértebra por vértebra, para a frente.
- Quando tiver se curvado para a frente o máximo que puder, agarre-se nas pernas. Não force a postura mais do que lhe seria possível sem provocar dores.
- Agora flexione lentamente os cotovelos, distanciando-os entre si, para poder ir um pouco mais para a frente. Então, estenda a coluna vertebral.
- Deixe a cabeça pender para baixo e mantenha-se nesta posição enquanto, lentamente, respira 3 vezes.
- Volte lentamente à posição inicial e repita o exercício 2 vezes.
- Com o tempo, você deverá ir para a frente outras vezes, chegando a tocar os pés. Com isso, até os dedos dos pés e as articulações serão devidamente alongados. E você quase não precisará esticar joelhos e pernas.
- Evite movimentos abruptos. Com isso, o máximo que você conseguirá será uma distensão muscular. Em caso de uma coluna vertebral ainda rígida, o melhor é movê-la lentamente para a frente. Você vai se admirar com a rapidez de seus progressos, se praticar regularmente este exercício.

Doenças estomacais

Para desintegrar os componentes das refeições e realizar a digestão, o estômago produz um suco gástrico que contém ácido clorídrico. Essa produção é comandada por um nervo do sistema vegetativo, o vago. Havendo algum distúrbio no funcionamento do vago, ocorre ou uma produção deficiente do ácido — e o bolo alimentar ficará indigerido no estômago —, ou uma produção exagerada do ácido, que redunda em hiperacidez. Essa superacidez, que traz ardor estomacal, arrotos, enjoo e flatulência chama-se gastrite. A mucosa do estômago, que protege as paredes do estômago contra os ataques dos ácidos, fica ferida e dolorida, tão logo o bolo alimentar chega ao estômago e inicia-se a produção dos sucos gástricos.

Quando uma gastrite torna-se crônica, a proteção das paredes estomacais pode não acontecer. O que se tem aí é uma ulceração estomacal (*Ulcus*). O estômago começa a digerir a si mesmo. À medida que a doença avança, ocorrem sangramentos e um rompimento da parede do estômago, o que é uma ameaça à vida. O mesmo vale para o abscesso no duodeno. Essa parte do intestino limita-se diretamente com a saída do estômago. Por isso, uma grande parte dos sucos digestivos pode chegar também ali.

Causas de uma doença do estômago

Em muitos casos é um agente bactericida, o *Campylobacter pylori*, o causador da gastrite. Mas em diversos outros ela tem um

> **Desregulação mental**
>
> - Relaxe. Imagine que está na sala de controle da produção de ácidos digestórios. À sua frente está um painel de controle com reguladores ou um computador com um programa de regulação de ácidos.
> - Agora posicione a produção de sucos digestórios em um valor baixo. Observe um gráfico e grave na memória as quantidades diminuídas dos ácidos.
> - Garanta a posição marcada com um toque de botão, ou memorize-a no computador. Repita o exercício depois de alguns dias, até chegar ao resultado desejado.
> - Quando tiver aprendido a relaxar bem e profundamente, você poderá diminuir a produção dos sucos digestórios dessa maneira.

condicionanto mental. O estômago reage de maneira virulenta à pressão contínua — e frustrada — realizada por desgostos e desejos de apoio, auxílio e proximidade. O lactente recebe amor enquanto se alimenta. Ele percebe a proximidade da mãe e se sente protegido. Há um dito popular que não nos deixa mentir: "Amor se ganha pelo estômago". E entre os seres crescidos, uma refeição atinge o seu objetivo quando o preparo é feito com amor e o desfrute é realizado em conjunto.

Para muitas pessoas o desejo da tenra infância continua a ser satisfeito, mas não o pode ser tal como o era quando lactente. Uma vez que o estômago se encontra na constante expectativa de novos alimentos, ele permanentemente produz sucos digestórios. A consequência é uma hiperacidez crônica, que pode levar a uma inflamação estomacal. Também a irritação que fica represada por muito tempo faz com que o estômago produza um excesso de sucos gástricos. É como se ele tomasse para si a digestão da irritação acumulada. O "deixe eu digerir isso primeiro" em linguagem corrente significa que algo deve ser assimilado emocionalmente. Mas quando o estômago já não consegue digerir coisas materiais, ele ataca com seus sais suas próprias paredes. Uma ingestão adicional de alimentos, que poderia reduzir o dano, muitas vezes já não é possível, pois o estado irritadiço do indivíduo anula esta que seria uma solução. É como se nada lhe descesse mais.

Pesquisas encomendadas pela OMS (Organização Mundial da Saúde) demonstraram que até recém-nascidos vêm ao mundo com hiperacidez estomacal. Em seu livro *Botschaften aus dem Mutterlieb* [*Mensagens do Útero Materno*], Henry G. Tietze traz o caso de um bebê que já nasceu com uma inflamação no estômago. O recém-nascido reagia com uma hiperacidez ao estresse, aos sentimentos de medo e irritação da mãe. Isso acontece sobretudo em crianças que foram rejeitadas pela mãe durante a gravidez. Elas se encontram em uma permanente situação de fome emocional.

Direto da farmacinha doméstica

Um remédio caseiro clássico para a gastrite é a argila medicinal. O loess,* delicado e que se apresenta em três diferentes intensi-

---

* O loess (do alemão *löss*, "solto") é um solo fértil, de coloração amarela. Ele é formado como um depósito eólico distal, ou seja, afastado do centro, pouco

dades, para uso interno e externo, regula a produção de ácidos gástricos. Se o seu estômago estiver produzindo menos sucos digestórios, a argila medicinal estimula o estômago a criar mais deles; em caso de excesso de acidez, a quantidade é diminuída. O importante é ingeri-lo pela manhã e à noite por um período prolongado. Comprimidos para o estômago contra queimação e distensão abdominal (o sentir-se "estufado"), que em parte são compostos de alumínio, poderão ser dispensados. Um efeito colateral positivo estará na purificação e na estimulação do intestino.

O mudra certo para um intestino funcionar bem

De um modo ou de outro, é preciso estar consciente de seus sentimentos e aprender a se aceitar. Os sufocantes sentimentos de raiva e irritação precisam ser postos para fora, e a recusa de amor pela mãe necessita ser perdoada. Se a intenção é conseguir nos curar dos males estomacais enquanto não aprendermos a lidar com nossas emoções de maneira sincera e responsável, poderemos recorrer a meditações, a conversas e, é claro, aos mudras.

Rudra-mudra

- Junte as pontas do polegar, do indicador e do anelar.
- O dedo mínimo e o médio ficam estendidos.
- Posicione as mãos diante do abdômen superior.

---

ou nem um pouco estratificado, de frações finas. Daí a referência, pela autora, à sua delicadeza. (N. do T.)

- Por fim, posicione as mãos por alguns minutos na região estomacal, e remeta conscientemente a respiração para essa região.
- Ao expirar, imagine os sentimentos negativos deixando o seu estômago.

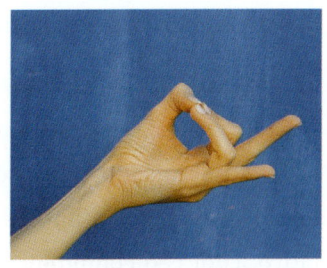

O rudra-mudra ajuda a combater os males estomacais.

- Pratique esse mudra mais vezes ao dia e durante 5 minutos.

Problemas nos nervos

O sistema nervoso é responsável pela sintonização das funções orgânicas. Com isso, um trabalho conjunto de todos os órgãos do corpo se faz possível, como então possível se faz a vida. Pela liberação de hormônios na corrente sanguínea, essa tarefa pode ser realizada no tempo mais breve possível. Torna-se possível, então, a recepção e a assimilação de estímulos. Com isso, o indivíduo percebe o seu entorno de maneira consciente, pode inserir os estímulos recebidos em uma conexão que lhe é compreensível e produzir uma ação plena de sentido. Essa ação pode ser tanto uma atividade calculadamente planejada — por exemplo, levantar um braço —, quanto uma reação automática — por exemplo, um reflexo ou a produção de um hormônio, como a adrenalina.

O sistema nervoso vegetativo ou autônomo

O sistema nervoso vegetativo é responsável pelo controle de funções vitais como a respiração, a digestão e o metabolismo. Em caso de doenças psicossomáticas, os problemas sempre se revelam oriundos de uma disfunção do sistema nervoso vegetativo, com isso comprometendo o comando inconsciente das funções orgânicas. Em caso de uma situação de risco, ele é o responsável pela liberação de adrenalina, hormônio do estresse produzido pelas cápsulas suprarrenais, pela aceleração dos batimentos cardíacos e da respiração e pelas inibições do sistema digestório. Com isso, em uma situação de fuga ou de luta o que se vê é o corpo disponibilizando maior quantidade de energia. Um estresse prolongado provoca aumento da pressão arterial, alteração nos batimentos cardíacos e problemas com a digestão e com o metabolismo. O sistema nervoso parassimpático se contrapõe ao simpático. Mas nem por isso ele é independente, já que seus nervos geralmente são formados por núcleos de nervos. O mais importante dentre os nervos parassimpáticos é o décimo nervo cerebral. Suas fibras levam ao esôfago, aos pulmões, ao coração, ao estômago e ao aparelho digestivo. O parassimpático é responsável pelo armazenamento e recuperação de energia. Ele torna mais lenta a respiração e os batimentos cardíacos, diminui a pressão arterial e estimula a atividade do estômago e das glândulas.

Sintomas e fatores dos distúrbios funcionais

Em pouco tempo, o estresse e a sobrecarga emocional provocam distúrbios do sistema nervoso vegetativo. Os sintomas são variados, compreendendo desde ataques de nervos, convulsões, diarreia, doenças do coração, descontrole da pressão arterial, dores estomacais, distúrbios da visão, até vertigem e problemas de circulação — tudo é possível. Se o seu médico não encontrar causas orgânicas para suas queixas, preste atenção ao que está ocorrendo atualmente em sua vida e pense no que poderia estar provocando tamanho estresse. Talvez seja excesso de trabalho, responsabilidade ou pressão por rendimento, mas também pode ser um estresse emocional, causado por medo ou solidão.

Exercícios de yoga para os nervos

Todas as respirações do yoga atuam no sentido de equilibrar o sistema nervoso. Você deve escolher uma delas e praticá-la diariamente por ao menos 10 minutos. Os mudras descritos neste livro atuam sempre de maneira positiva sobre o sistema nervoso. No entanto, você deve saber se o órgão afetado precisa ser estimulado ou aquietado, e escolher um mudra de acordo com isso. É muito simples, uma vez que todo hiperfuncionamento remete a um excesso e deve ser atenuado, assim como toda carência demanda uma ativação de órgãos. O exercício de yoga a seguir, halasana — o arado —, fortalece o sistema nervoso, estimula as glândulas tireoides e aumenta a irrigação dos órgãos e do cérebro. Ele alonga músculos e tendões e estimula a energia

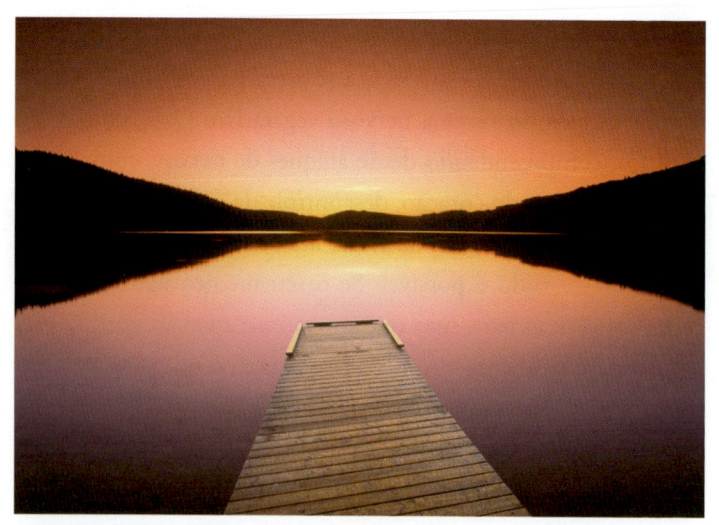

Busque relaxamento e repouso para compensar o estresse e a sobrecarga emocional.

e a vitalidade. O exercício não deve ser feito se houver lesão do disco vertebral.

Halasana — o arado

- Deite-se de costas, palmas das mãos voltadas para cima. Erga as pernas na posição da vela (p. 65).
- Impulsione lentamente as pernas para cima da cabeça. Para tanto, apoie-se com as pontas dos dedos.
- Estenda as pernas o máximo que puder. Se conseguir, tente tocar o chão com os pés.
- Talvez você precise de alguns dias de exercício até todos os músculos e articulações estarem alongados. Mas é um

processo rápido quando você pratica o exercício regularmente. Muitas vezes, ele é mais fácil de executar à noite do que pela manhã.
- Permaneça nesta posição por algumas respirações.
- Então curve os joelhos e volte lentamente à posição inicial.
- Sente-se com as pernas relaxadas, levemente erguidas, e por um momento deixe a cabeça pender entre os joelhos.

O mudra certo para a meditação

De modo geral, você pode praticar todo e qualquer mudra durante a meditação. O dhyani-mudra — o gesto da imersão — é um mudra clássico para a meditação. Ele nos ajuda a encontrar a quietude.

Dhyani-mudra

- Disponha ambas as mãos em forma de concha, no colo. A mão esquerda fica sobre a direita. Ambos os polegares tocam-se em suas pontas e compõem uma asa com a concha formada pelas mãos.
- Feche os olhos e direcione o olhar para o ponto

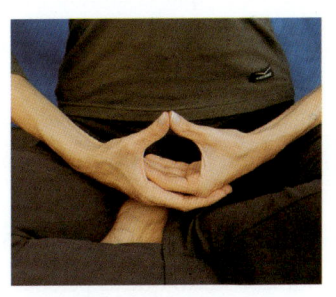

O dhyani-mudra nos ajuda no caminho para a paz interior.

entre as sobrancelhas. O pensamento consciente assim é dificultado, e auxilia na imersão.
- Mantenha a atenção voltada para o ato de respirar. Uma vez que seus pensamentos foram insistentemente impelidos à meditação, agora não se deixe desviar a atenção.
- Recorra ao auxílio de um mantra. Você pode, por exemplo, pensar no mantra "OM" — e com isso mobilizar o espírito —, ou desenvolver seu próprio mantra — um exemplo é o "paz e repouso". Ao inspirar, pense na palavra "repouso", e ao expirar, pense na palavra "paz". Com isso a consciência é direcionada para os objetivos a que você aspirou.

Distúrbios das funções renais

Os rins são órgãos pareados na região mediana das costas. Sua tarefa é limpar o sangue de substâncias nocivas, do ácido úrico e da creatina, bem como de produtos residuais do nosso metabolismo. Estes vêm associados ao "amoníaco" produzido pelo fígado. Também toxicidades e resíduos decompostos pelo fígado são eliminados pelos rins.

Quando os rins falham, essas substâncias se acumulam no sangue. Isso causa intoxicações que são uma ameaça à vida. É por essa razão que as pessoas com as funções renais limitadas ou com alguma disfunção renal devem ser regularmente ligadas a um rim artificial, para limpar o sangue (diálise). Infelizmente, esses rins artificiais não podem fazer todo o trabalho que um rim saudável faria. Como se não bastasse, com o processo são eliminados também, indevidamente, sais de sódio, dos quais o corpo necessita de maneira premente. A perda de sais minerais deve então ser compensada pela ingestão dosada de um preparado de sais minerais. Muitas vezes, um transplante de rins é a única saída para prolongar a vida do paciente.

Ajude seus rins

Por isso é muito importante cuidar dos seus rins e protegê-los de avarias. A primeira regra é: beba pelo menos dois litros de água ao dia, para uma boa circulação nos canalículos renais e para impedir o acúmulo de sais de amônio. As pedras nos rins não apenas são dolorosas, como podem provocar a perda total dos rins.

Além disso, é preciso sempre cuidar para que suas costas estejam bem aquecidas. Sobretudo adolescentes gostam de andar de bicicleta ou moto, ou simplesmente sair no ar frio sem estar com as costas devidamente agasalhadas. Ainda que isso possa parecer "descolado", o risco de adquirir um resfriado ou contrair uma doença mais séria é muito grande. Quem já conhece as dores associadas a esse tipo de comportamento leva o cuidado a sério e se mantém aquecido.

No caso de uma inflamação bacteriana da bexiga, o risco é o de que a infecção possa se ampliar para o ureter. Por isso, nesse caso é altamente aconselhável que se ministre antibióticos. Eles serão os responsáveis por uma rápida eliminação das bactérias e por impedir que a doença se alastre.

Os rins e a psique

De uma perspectiva psicossomática, nas doenças renais encontramos os indicadores de problemas relativos a relacionamento. Os rins, em sua condição de órgão pareado, são o porta-voz que nos faz atentar para temas que em nossas relações insistimos evitar. A areia nos rins nos diz que há areia na máquina de nosso relacionamento. Uma pedra nos rins representa o acúmulo de assuntos que efetivamente devem ser trabalhados — da mesma forma como as substâncias que compõem pedra já há muito deveriam ter deixado o corpo. A pedra incita o paciente a se movimentar mais, para eliminá-la. Portanto, projetada para a vida exterior, significa o estímulo à ação, para que se ponha um fim à estagnação na vida. Nos casos de microalbuminúria o paciente não reconhece o que é participação sua nos conflitos de relacionamento. Ele vê as causas do problema como estando somente no outro. Com isso são postos a perder potenciais de desenvolvimento necessários à vida, que se expressam pela microalbuminúria.

O tratamento das doenças renais baseia-se sobretudo em se manter aquecido, nos remédios de caráter relaxante e em beber muito líquido. E aí temos um indício de como resolver os problemas de relacionamento: com mais calor e aproximação, com a amplidão e abertura de sua própria personalidade e com uma nova dinâmica que traga a relação novamente para o caminho correto.

O mudra certo para uma função renal intacta

O makara-mudra mobiliza as energias renais. Ele faz economizar forças e ativar nossas reservas. Praticando-o 3 vezes por dia por até 10 minutos, esse mudra proporciona confiança e proteção. Com isso, ele protege as funções renais no plano emocional. Seu nome deriva da palavra crocodilo "makara" — um animal da mitologia hindu. Ele dá vazão a forças adormecidas e a uma paciência profunda. Ele espera em repouso e confiança, e ativa suas forças em um curto espaço de tempo, para que você alcance seus objetivos.

Makara-mudra

- Coloque a mão esquerda na direita.
- Agora faça penetrar o polegar direito por entre os dedos mínimo e o anelar da mão esquerda, de modo que ele toque na palma da mão. Ali se encontra a zona dos rins, que você deve pressionar suavemente.

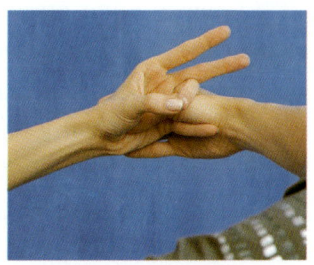

O makara-mudra aumenta a energia vital.

- Então junte a ponta do polegar esquerdo e a do anelar esquerdo. Com isso você ativa a energia da terra, que lhe faz armazenar força e proteção.
- Em caso de problemas renais agudos, pratique o makara-mudra na seguinte variação: depois de 4 minutos na po-

sição inicial, passe o polegar esquerdo do anelar para o dedo mínimo. Com isso, o elemento água é fortalecido.

Dores de ouvido e ruídos auditivos

Infelizmente, são sobretudo crianças em idade pré-escolar que sofrem, na maioria das vezes, de dor de ouvido. A tuba auditiva, que faz a ligação entre o nariz e os ouvidos, obstrui-se ao menor resfriamento. Nesses casos, um bom remédio é depositar cascas de cebola sobre o ouvido. E com uma pequena cebola cortada em um pires próximo da cama você pode ter um nariz desobstruído durante o sono. O único problema é mesmo o cheiro da cebola.

O ouvido é um órgão dos sentidos importante no nosso mundo. Ele é demandado em sinais de trânsito que emitem sons ou num simples telefonema; numa conversa com a vendedora ou num bate-papo entre amigos — ou seja, sem a audição tudo fica mais difícil, quando não impossível. Apenas raramente os surdos-mudos encontram pessoas que, mesmo sendo capazes de ouvir, conseguem se expressar por meio de gestos. E a leitura labial só funciona quando a pessoa que fala articula nitidamente as palavras.

Ouça seu corpo

Quando a nossa audição dá sinais de esmorecimento, devemos nos perguntar se existe algo que não queremos ouvir, se tem alguma coisa que não queremos deixar entrar. Que palavras, que sons ou o que quer que seja estão sendo excessivos para nós? No trabalho ou no relacionamento há alguma conversa recorrente que já não queremos ouvir, até porque não estamos prontos para aceitar as mudanças desejadas? Pois então expresse o que está sendo demais para você. Faça com que haja uma atmosfera de ruídos agradáveis. Preste atenção à sua audição.

Os mudras certos para ruídos auditivos

Para os casos de ruídos na audição, o importante é relaxar. Muitos pacientes de *tinnitus* ou zumbido não querem dar ouvidos aos sinais do corpo. Ocorre que o assovio no ouvido funciona como um nítido sinal de advertência, para se ir mais devagar e prestar mais atenção a si mesmo. Recomenda-se, nesse caso, uma combinação de mudras.

Pratique primeiramente o mudra do relaxamento profundo (p. 132), em seguida o ksepana-mudra — o gesto do soltar ou do desprendimento (p. 130) — e para encerrar, o shunya-mudra, tal como descrito anteriormente. Para cada mudra, deve-se reservar pelo menos 5 minutos.

O mudra certo para uma boa audição

O mudra do céu, "shunya", elimina dores de ouvido e fortalece a audição. Foi de maneira bem-sucedida que o especialista indiano em mudras Keshav Dev introduziu os mudras para tratar quase todas as doenças do ouvido e problemas de audição. Num experimento que realizou consigo mesmo, ele reduziu sua audição com uma variante do mudra da vaca, e durante um período de meditação, que se estendeu por alguns meses, ele conseguiu se imunizar contra ruídos de fora. Na sequência, com o uso regular do mudra do céu, ele conseguiu trazer de volta a sua audição.

Shunya-mudra

- Neste mudra, curve o dedo médio até ele tocar no tênar do polegar.
- Então, com o polegar, pressione levemente o dedo médio para baixo.
- Em caso de problemas auditivos agudos, pratique esse mudra mais vezes ao dia, com ambas as mãos.

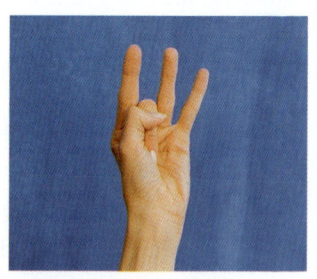

O shunya-mudra fortalece a audição e atua contra problemas relacionados ao ouvido.

Doenças reumáticas

O conceito de *rheuma* está relacionado a uma série de diferentes enfermidades do aparelho locomotor. O que elas têm em comum é que o tecido conjuntivo — portanto tendões, cartilagens, ligamentos, músculos e ossos — é afetado. Os problemas reumáticos têm diferentes sintomas, podendo envolver dores no aparelho locomotor e limitações do movimento.

Tratamento médico

Ainda não foram encontradas as causas precisas das doenças reumatoides, em que pesem os crescentes financiamentos a pesquisas em medicina. Em termos gerais, parte-se hoje da ideia de que se trata de um processo autoimune pelo qual os mecanismos de defesa nas articulações, que na verdade deveriam combater os causadores de doenças, atacam as próprias células dos ossos. Esse comando equivocado é o principal responsável pelo processo inflamatório das articulações, mesmo quando eles transcorrem sem os sinais de uma inflamação séria — como vermelhidão, inchaço ou sintomas semelhantes.

O tratamento consiste sobretudo em atenuar as dores pela via medicamentosa e em impedir que as inflamações se espalhem. Medidas fisioterapêuticas ajudam na manutenção e melhoria da capacidade locomotora. Também a nutrição pode atuar positivamente contra o processo de adoecimento.

Se você estiver sofrendo de alguma doença reumatoide, é importante regularmente purificar o corpo de produtos residuais do metabolismo.

Em regime trimestral, siga um programa de desintoxicação. Coma menos carne e corte os embutidos, já que eles contêm muito sódio, gordura insaturada e nitratos e nitritos como conservantes, que se acumulam nas articulações. Beba bastante água para ajudar o corpo na dissolução diária de substâncias residuais e tóxicas.

Doenças reumáticas e a psique

Por meio de estudos sempre renovados, faz cerca de 50 anos que a psicossomática vem investigando pacientes de reumatismo tendo como foco uma possível ligação entre eles e suas estruturas de comportamento. O resultado sempre corroborado atesta que "o caráter dos pacientes de poliartrite apresenta um traço compulsivo de excesso de escrúpulos e perfeccionismo, bem como uma tendência depressiva e masoquista com acentuada necessidade de autossacrifício e exagerada vontade de ajudar, associada a um comportamento hipermoralista e tendências a um humor depressivo".

Nos processos autoimunes — que, no caso em questão, destroem as articulações —, a agressividade reprimida do paciente volta-se também contra si mesma. A hiperatividade e o autossacrifício direcionados para fora são corrigidos pela limitação de movimento que a doença implica — e no pior dos quadros ela pode levar à perda dos movimentos.

Pergunte-se para quem as dores que você sente eram efetivamente pensadas, e por que motivo. Na psicossomática, acúmulos de resíduos do metabolismo e de substâncias tóxicas simbolizam temas que o paciente não quer assimilar. Para o reumático, uma receita a ser aplicada no âmbito propriamente corpóreo pode ser um programa de jejum. O corpo, que em razão do jejum passa a nutrir a si próprio e com isso acaba dinamizando uma dissolução de matérias residuais e tóxicas, ao mesmo tempo estimula o espírito a se ocupar de um material acumulado de ordem psíquica.

Por isso o jejum, ainda mais se vier associado a uma atividade de meditação em grupo, pode ser muito enriquecedor.

As diferentes doenças reumáticas

De acordo com a Liga Internacional contra o Reumatismo, as doenças reumáticas são divididas em diferentes grupos.

O reumatismo inflamatório...

Abrange todas as enfermidades cujo quadro se componha de uma alteração inflamatória do tecido conjuntivo — por exemplo, a febre reumática, a poliartrite crônica e a doença de Bechterew.

O reumatismo degenerativo...

Caracteriza todas as alterações do tecido conjuntivo quando não se tem sinais inflamatórios sérios. É uma das principais formas de artrose articular, na qual dores e limitações motoras são oriundas do desgaste de cartilagens e ossos, de lesões de tendões, ligamentos e discos vertebrais, e da degeneração de tecidos.

O reumatismo visceral...

É o terceiro grupo — um grupo misto em que se encontram processos inflamatórios e degenerativos. Com frequência essa doença é desencadeada por espasmos reflexos, má postura e resfriados. Nessa classe de reumatismos encontram-se bursite, reumatismo dos músculos e braço de tenista.

O mudra certo para reumatismo

Para o caso de doenças reumáticas, recomenda-se o surabhi-mudra, que é o mudra da vaca (p. 47). Pratique-o 3 vezes por semana durante 15 minutos.

Dores nas costas

As costas são um depositário dos mais variados sentimentos. Já pela postura da pessoa pode se saber quais sentimentos lhe foram preponderantes nos primeiros anos de vida — sobretudo na infância e na juventude.

Desejos negados, medos represados e raiva acumulada ficam armazenados em diferentes regiões da coluna vertebral. Por isso, no decorrer dos anos a coluna se transforma em uma espécie de depósito de lixo de sentimentos não vivenciados.

Se definitivamente as costas já não estão em condições de suportar tudo isso, os órgãos do corpo são convocados para fazer as vezes de depositórios. Segundo o dr. Dietrich Klinghard, na psicoterapia cinesiológica encontramos, por exemplo, raiva acumulada no fígado, medo nos rins, rejeição na vesícula biliar, sentimentos de inferioridade na tireoide e desgosto crônicos nos pulmões.

As costas e a psique

Uma súbita e violenta distensão da musculatura dorsal com comprometimento do nervo isquial é consequência frequente de estresse agudo, não raro em ligação com um medo represado.

Com a incapacidade de movimento, o indivíduo afetado é poupado do dever ou da tarefa de recear ou de sobrecarregar. Ele é impelido ao repouso: "Eu já não posso mais — minhas costas". Uma pessoa com os ombros caídos está continuamente curvando as costas, pois não se sente em condições de se confrontar com alguma coisa. Uma coluna vertebral encurvada e um pescoço enrijecido são formas de expressão bastante evidentes de repressão, humilhação e medo.

Geralmente são funcionários em posição de comando, jovens mães e os responsáveis por cuidar de familiares que padecem de dores nos ombros, com fortes tensões e endurecimento da musculatura local. Carregam nos ombros um peso que lhes é realmente fatigante. Para fazer frente a isso, erguem os ombros e enrijecem o pescoço como uma espécie de mecanismo de defesa, numa atitude que se observa nos pássaros, quando se protegem do tempo ruim e do frio.

Quando ovelhas são atacadas por um cão que lhes é estranho, após uma breve fuga elas caem enrijecidas e como se estivessem mortas. Esse reflexo deverá lhes proteger de outro ataque.

Por ocasião de um choque súbito, como um acidente ou outro acontecimento traumático (assalto ou estupro, por exemplo), os seres humanos também reagem de maneira reflexa fingindo-se de mortos. Enrijecem-se internamente, e isso se expressa na postura do corpo. "Desde que a mulher morreu, ele anda meio entorpecido", diz-se quando o medo de se defrontar com uma situação é grande a ponto de bloquear a capacidade de sentir. Quem nada sente não precisa reagir — é como se no fundo não soubesse de nada. A situação que produziu o choque é impelida para fora da consciência. E logo se vê o enrijecimento da musculatura e da alma fechando um ciclo.

Depois de muitos anos de pesquisas com os tecidos muscular e conjuntivo, a bioquímica e fisiologista Ida Rolf desenvolveu uma técnica de massagem que atua na liberação de sentimentos armazenados na coluna vertebral. Ela registrou que frequentemente o que se tem é uma irrupção de lágrimas quando os pacientes "quebram" o seu entorpecimento e de novo podem se voltar para seus sentimentos.

O mudra certo para as costas

Uma vez que as dores nas costas podem ter diferentes causas, é importante encontrar o mudra certo para aliviar os estados dolorosos. Se você estiver sobrecarregando as costas, por exemplo ao trabalhar no jardim ou ao realizar uma atividade com a qual você não está acostumado (levantar e carregar móveis em mudança, por exemplo), suas costas precisarão de novas energias. Suas reservas estão esgotadas. É pela dor que ela se defende de mais sobrecarga. Se as costas estiverem sobrecarregadas de dores que ali se armazenam, o indicado é relaxamento para distensionar — e isso confere não só às costas, mas também a você a possibilidade de se soltar. O mudra das costas pode lhe ajudar se seu problema for dores nessa região. Ele liga os elementos ar e terra, simbolizando com isso o fluxo de energia pela coluna vertebral. Ele revigora a coluna por meio de uma suave pressão nas zonas reflexas da sua mão — estão na borda exterior do polegar e na raiz da mão —, provocando assim um relaxamento especialmente profundo. Quem pratica esse mudra percebe quase que de pronto a respiração se aprofundar e endireitarem-se as costas.

Mudra das costas

- Junte as pontas do polegar, do anelar e do indicador da mão esquerda. O polegar da mão direita é posicionado nas costas da mão esquerda, os demais dedos são dispostos ao longo da porção exterior e da raiz da mão esquerda.

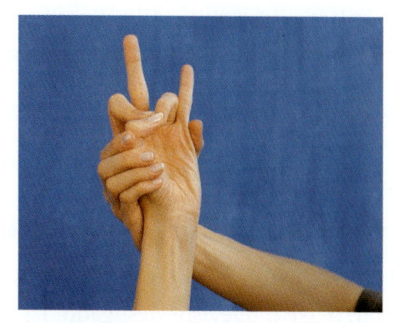

O mudra das costas faz endireitar as costas e fortalece a coluna vertebral.

- Agora faça uma pressão suave com os quatro dedos da mão direita assim alinhados.
- Pratique esse mudra das costas quanto quiser e pelo tempo que lhe for agradável.

Distúrbios do sono

Não conseguir dormir é para muitas pessoas um sério problema. Depois de um dia extenuante, elas estão despertas, mas sentindo-se completamente esgotadas. Ainda que profundamente consumidas e mortas de cansaço, nem por isso são recompensadas com um sono saudável e revigorante. O dia seguinte já lhes aparece ameaçador, com suas novas exigências. Alguns começam a temer a noite, pois sabem com antecedência que não conseguirão dormir.

Redesenhando-se à noite

Quem enfrenta graves dificuldades com seu sono deve mudar radicalmente a rotina de sua programação noturna: após o jantar, deixe o televisor desligado. Isso é muito importante para não sobrecarregar ainda mais a cabeça e o depositório de emoções que existe em nós. Faça um passeio de pelo menos meia hora, independentemente de como estiver o tempo, ou então pratique algum esporte. Ar fresco deve estar em seus planos pelo menos três noites por semana. Seja esporte, seja caminhada, o importante é sentir-se arejado. Em seguida, uma ducha morna, ou então um rápido banho quente (de no máximo 5 minutos). Se os acontecimentos do dia que passou ficam reprisando em sua mente, se você fica fazendo planos e em seu pensamento entabula conversas que não o deixam pegar no sono, habitue-se então a, logo depois do banho, tomar nota, fazer uma breve listagem de todas as suas ideias, ou arrolá-las em um gravador. Com isso você põe para fora seus pensamentos, mas sem perdê-los.

O mudra certo para um sono saudável

O shakti-mudra (p. 88) faz relaxar e ajuda a adormecer. Você pode fazê-lo até mesmo na cama.

Elegante com mudras

Muitas pessoas lutam com problemas de peso. Uma alimentação rápida e descomplicada, passível de se adequar facilmente ao seu dia a dia, costuma ser o sinônimo de comida não cozida e gordurosa. Se o caso for esse, muita fruta e muita salada deve resolver o problema. Mas mesmo com isso pode surgir o efeito ioiô: em pouco tempo a redução de gordura ocasiona uma redução de peso. Se se volta a comer como antes, os quilos não tardam a chegar. Se você repetir frequentemente esse tipo de perda de peso, o fogo digestivo vai se apagando pelo efeito refrigerante das frutas e saladas. E com isso, de dieta em dieta o resultado é ficar cada vez mais deprimido.

Uma ajuda para esse problema você encontra na alimentação segundo o ayurveda. Certo, mas não é preciso fazer comida indiana. Todas as sugestões podem ser aplicadas a nossos alimentos locais. Em todo caso, você deve mudar a alimentação para que possa preparar refeições quentes, levemente condimentadas e de baixo teor de gorduras — elas vão reativar seu metabolismo. A maioria delas pode ser armazenada e levada ao local de trabalho.

O mudra certo para perda de peso

Para perda de peso você pode se servir dos apan-mudra (p. 69), do mukula-mudra (p. 73) e do mushti-mudra (p. 41), que influenciam o metabolismo de maneira positiva. O pushan-mudra (p. 94) complementa o efeito, porque elimina a distensão abdominal e a flatulência.

Sopa da purificação

- Para se purificar, prepare uma sopa de legumes com ingredientes frescos. Essa sopa alivia o corpo e estimula o metabolismo.
- Cozinhe no vapor 2 cebolas-de-primavera, um dente de alho, 10 g de gengibre fresco (todos esses devidamente picados) e ¼ de colher (das de chá) de curry e uma colher (das de chá) de sal.

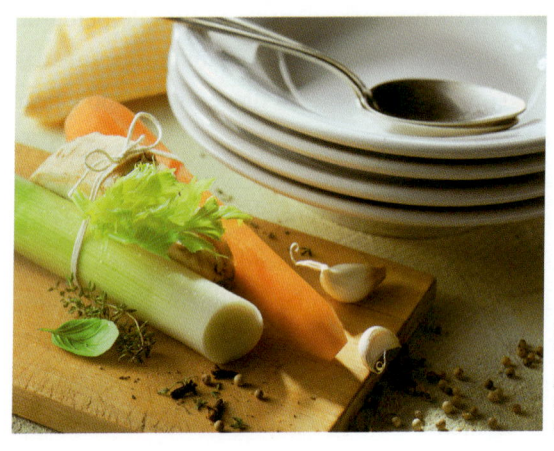

Uma sopa de legumes frescos purifica o corpo e ativa o metabolismo.

- Adicione no vapor ½ pimentão vermelho (em tiras finas), uma cenoura (em rodelas) e de 1 a 2 ramos de salsão (em rodelas) e deixe cozinhar, mexendo sempre.
- Adicione 250 ml de caldo de vegetais, tempere com 2 colheres (das de sopa) de molho de soja, sal e pimenta e deixe cozinhar a sopa por 10 minutos. Para servir, salpique 2 colheres de coentro (picado). Uma porção de arroz pode servir como acompanhamento.

Soluço e torcicolo

O "isso é coisa que eu não engulo", bem como a sua versão "não me desce" e "estou com essa história até o pescoço" — nossa língua conhece uma série de formulações pelas quais podemos relacionar dores de pescoço a nossas emoções.

"Não conseguir engolir" significa, em linguagem corrente, não conseguir suportar uma situação, para que o problema não aumente ainda mais.

Toda uma série de dores no pescoço, quando se está com o pescoço avermelhado ou inchado, surgem precisamente quando já não conseguimos "engolir". E quando adoecemos temos a oportunidade de tomar distância e dar um tempo de uma situação que nos é penosa, para ter a possibilidade de encontrar uma solução que sem o devido distanciamento não teríamos podido enxergar ou simplesmente não nos teria ocorrido.

O mudra certo para o pescoço

O shankh-mudra ou mudra muscular é um mudra tradicional, e seu caráter é também ritual. A concha é soprada quando as portas do templo são abertas pela manhã. Quando fazemos o shankh-mudra, a porta é aberta, o vento e a linguagem ganham novo fluxo.

Shankh-mudra

- Envolva o polegar esquerdo com os quatro dedos da mão direita.
- O polegar direito toca a ponta do dedo médio esquerdo estendido.
- Os outros dedos ficam relaxadamente estendidos junto do dedo médio.

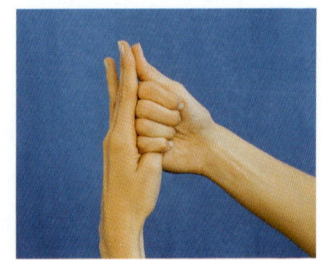

O shankh-mudra é útil em casos de dores no pescoço e dificuldade de engolir.

- Os dedos e as mãos nesta posição fazem lembrar uma concha.
- Esse mudra traz bons resultados sobretudo quando se o faz diante do chakra da garganta.
- Você deve praticá-lo pelo menos 3 vezes por dia durante 10 minutos, podendo também ser por mais tempo e com mais frequência.
- Se você entoar o mantra "OM" logo no início da dor de garganta, ela desaparecerá rapidamente. O "OM" faz as

cordas vibrarem em uníssono. A corrente sanguínea é estimulada, massageando as cordas vocais. O catarro se dissolve.

- Se você entoar o "OM" por pelo menos 15 minutos, a vibração passa a migrar para um nível mais profundo no corpo. A voz também fica mais profunda e "mais cheia".
- Essa vibração profunda se converte em massagem dos órgãos internos, sendo assim bastante útil também no combate a outras dores. Além disso, a mente se torna clara — mente e espírito se relaxam.

Aliviar tensões no pescoço

Quando se trata do pescoço, as tensões e o deslocamento de suas vértebras indicam a incapacidade de essa região receber e assimilar sensações.

Um pescoço enrijecido é a expressão de que estamos rígidos com relação a alguma coisa — uma rigidez que afeta nossa capacidade de percepção.

Um deslocamento de vértebras cervicais nos diz que estamos tendo medo e sentimento de culpa que não conseguimos reconhecer. A raiva represada e a recusa em adotar uma nova perspectiva de vida podem também levar a um deslocamento das vértebras cervicais. Tem origem aí a expressão "ser carne de pescoço" para o indivíduo que é, entre outros atributos, inflexível.

Em caso de dores no pescoço, você deve aquecê-lo com uma almofada térmica. Em seguida, muito suave e lentamente, faça-

-lhe uma massagem com uma almofada de rolo. E mantenha o pescoço aquecido com um xale ou cachecol.

Almofada de rolo

- Em primeiro lugar, curve a cabeça suavemente para a frente e um pouco para trás.
- Então incline-a para a direita e para a esquerda.
- Realize então dez grandes movimentos, primeiro no sentido horário, depois no sentido anti-horário.

Labirintite

Pessoas que têm labirintite com frequência podem fortalecer seu sentido de equilíbrio com os mudras a seguir, com o exercício de yoga "posição da árvore" (p. 129), bem como com a meditação da árvore a seguir (p. 128). São práticas que podem nitidamente atenuar essa desordem.

O mudra certo para labirintite

O prithivi-mudra, também chamado mudra da terra (p. 79), ativa o chakra da raiz (p. 20), com isso fortalecendo também o sentido do equilíbrio. Sobretudo pessoas que vez por outra são acometidas por labirintite devem praticar essa postura de mãos diariamente.

Se você tiver esclerose múltipla e por esse motivo estiver com dificuldade para caminhar, o mudra da terra poderá lhe proporcionar leveza. Mas é importante que você pratique esse mudra de forma regular e todos os dias.

Para fortalecer o sentido do equilíbrio, recomenda-se também o exercício de yoga "posição da árvore" juntamente com o prithivi-mudra todas as manhãs, logo ao acordar.

Sinusite frontal, maxilar e inflamação das fossas nasais

Originalmente o homem, a exemplo de todos os outros mamíferos que caminham, andava em quatro patas. Com isso as secreções das narinas podiam facilmente escorrer para baixo.

O andar ereto traz a desvantagem de que o fluxo de corrimentos do nariz fica situado em posição muito alta. Com isso mais esforços têm de ser direcionados para assoar o nariz, pela necessidade de transportar as secreções para fora. Se não o fizermos no tempo certo, o nariz entope.

Quando o fluxo de corrimentos nasais já não pode fazer com que o catarro seja expelido, e ele se converte em uma sinusite dos seios paranasais, em uma sinusite frontal ou em uma sinusite maxilar. O processo é realmente doloroso, passível de ser tratado pela medicina alopática com antibióticos.

Uma sinusite incipiente também pode ser combatida, e com excelentes resultados, com banho de vapor de camomila e medicamentos homeopáticos, como *Eupatorium*, *Luffa operculata* e *Kalium bicromicum*. É recomendável também a limpeza nasal (jala neti) (p. 144). Para esse procedimento, deve-se beber bastante líquido, que dissolverá o catarro.

> **Meditação da árvore**
>
> - Imagine que de suas solas do pé crescem raízes que se cravam no solo. Sinta a ligação com a terra.
> - Sinta como a água e os nutrientes são absorvidos do solo.
> - Estenda lentamente os braços para cima.
> - Visualize a luz do sol em seus galhos e folhas.
> - Fique alguns minutos nessa meditação.

Os seios paranasais e a psique

Os componentes anímicos dessa doença podem ser encontrados, ainda uma vez, na linguagem. Estamos "por aqui" com alguém — e bufamos de raiva. Em alemão a expressão "estou cheio!" se diz "ichhabe die Nase voll" — que em tradução literal seria "eu estou 'com o nariz' cheio". Não podemos, isto é, não queremos sentir nem o cheiro de alguém — expressão usada quando já de há muito temos de conviver com uma proximidade desagradável, ou quando estamos muito incomodados com uma situação. A capacidade de cheirar fica seriamente comprometida ou mesmo impossibilitada pela doença. Os sintomas da sinusite exigem que aspiremos ar puro, que estejamos com o nariz livre e desimpedido, e que possamos, assim, novamente respirar de maneira profunda, sem fungar nem ofegar.

No plano pessoal isso significa que finalmente devemos nos libertar da situação que vem se mostrando onerosa há tanto tempo. Já se passou das medidas — das medidas que o nariz pode comportar. Se você sofrer de sinusite dos seios paranasais, pergunte-se se em sua vida existe alguma situação que já há tempos o deixa insatisfeito. Tem compromissos que podem não ser tão necessários e que fazem suas necessidades ficar em segundo ou último plano? Você tem ar suficiente à sua volta, e isso significa espaço, o *seu* espaço? O que está cheirando mal para você? Onde você tem de ser incisivo (sinusite frontal, bruxismo) e onde pode ceder?

> **Exercício de yoga "posição da árvore" — para equilíbrio interior e exterior**
>
> - Posicione-se com os pés rentes e paralelos.
> - Estenda os braços para os lados.
> - Com as mãos, forme o prithivi-mudra (p. 79).
> - Curve a perna direita e posicione o pé na altura do joelho e da coxa esquerdos. O joelho direito aponta para o lado.
> - Tão logo estiver em posição ereta, estenda os braços sobre a cabeça.
> - Direcione o olhar para cima. Respire calma e profundamente pelo abdômen.
> - Permaneça sentado em serena imobilidade o máximo que puder. Pelo menos por cinco respirações.
> - Agora, baixe lentamente pé e mãos. Repita com o pé esquerdo.
> - Esse exercício deve ser praticado 2 vezes para cada lado.
> - Por fim, reserve um tempo para a meditação da árvore (p. 128).

Os mudras certos para os seios paranasais

O mahasirs-mudra ou mudra da grande cabeça (p. 91) pode ajudar em caso de inflamação dos seios paranasais. Dedique-se a ele durante pelo menos 10 minutos ao dia.

Complemente esse exercício com a prática, durante mais 5 minutos, do ksepana-mudra — que é o gesto do soltar ou do desprendimento — e do pran-mudra — também chamado mudra da vida (p. 44).

Ksepana-mudra

- Estenda os dedos indicadores rentes um contra o outro.
- Os polegares devem se cruzar, bem como os demais dedos.
- Entre as palmas das mãos deve ficar uma cavidade. Mantenha as mãos relaxadamente para cima.

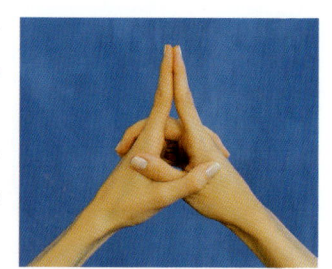

O ksepana-mudra faz você relaxar mais facilmente.

- Respire cerca de 10 a 15 vezes, enfatizando a expiração.
- O ksepana-mudra estimula a eliminação pelo intestino grosso, pelo suor e pela respiração.
- Então inspire ar fresco, e com ele novas energias. Estenda os braços para cima. As palmas das mãos devem apontar para o céu.
- Agora respire profundamente, enfatizando a inspiração.
- Pratique ambas as modalidades 3 vezes, alternadamente.
- Para facilitar a saída da secreção dos dutos nasais e voltar a respirar livremente, é importante fortalecer o elemento

água e o elemento ar. É aí que se inicia o mudra da sinusite. Agora experimente fazê-lo.

Mudra da sinusite

- Junte as pontas do indicador e do dedo mínimo com as pontas dos polegares e faça aí uma leve pressão.
- Uma variação dessa posição seria: com esse mesmo gesto, faça os dedos médios e anelares tocarem o meio da sobrancelha, enquanto as pontas dos outros três dedos devem tocar a face.
- Deixe a cabeça se inclinar levemente para baixo, facilitando o fluxo de secreção. Com isso atenuam-se as dores de cabeça que acompanham a sinusite.

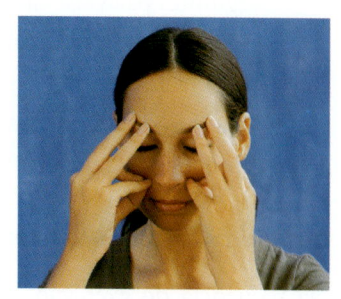

O mudra da sinusite atua na liberação das fossas nasais.

Estresse do dia a dia

Para poder realmente relaxar, é necessário se desligar de todas as coisas do dia a dia. Mas esse "desligar-se" é difícil para muitas pessoas. Aprenda a abrir mão e se deixar levar. Um simples jogo com bola é providencial para treinar essa capacidade.

Exercício para desligar

- Pegue uma bola pequena.
- Enquanto você a lança de uma mão para a outra, diga as seguintes palavras: "joga — pega".
- Agora deixe a bola cair de propósito. Diga alto e bom tom: "solta".
- Pratique-o todos os dias durante 10 minutos.
- Em seguida, agite o corpo vigorosamente.

Os mudras certos para relaxar

Na sequência do exercício "para desligar" com a bola, faça o ksepana-mudra — o gesto do desligar e do desprendimento (p. 130). Pratique esse mudra, mas não por muito tempo, para evitar deixar fluir energia não utilizada.

Mudra do relaxamento profundo

- Feche os olhos, e direcione o olhar interior para a raiz do nariz — seu terceiro olho.
- Com o polegar e o indicador, componha, com cada uma das mãos, um círculo, e encoste as pontas dos demais dedos nas pontas dos dedos da outra mão.
- Ambos os círculos se tocam nos pontos de comunicação.

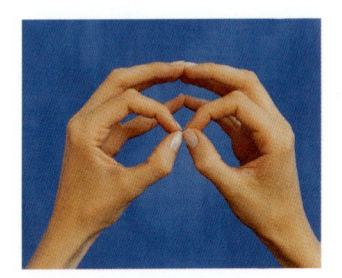

O estresse do dia a dia você supera com o mudra do relaxamento profundo.

- Esse mudra exerce um relaxamento profundo e, além disso, atua sobre tensões na cabeça e estimula a disposição para o sono.

Enjoo

O enjoo é um sintoma que pode ter muitas causas. Por isso deve-se em primeiro lugar descobrir a causa real dentre as possíveis causas. Um problema de visão ou óculos com o grau errado podem perturbar o sentido do equilíbrio e provocar enjoos. Ou então um princípio de perda da audição, frequentemente acompanhado de zunidos ou dores de ouvido, pode ser o responsável pelo sintoma. Tensões na musculatura do pescoço, indigestão ou uma doença infecciosa são causas mais abrangentes passíveis de provocar enjoos. Fora isso tudo, muitas pessoas sentem enjoos durante viagens.

O mudra certo para enjoos

Ao deus do sol Pushan é dedicado o pushan-mudra (p. 94). Ele atua equilibrando o sistema nervoso vegetativo, além de estimular a secreção e desintoxicar.

Nas variações do pushan-mudra descritas anteriormente, a mão direita ativa as energias no assoalho pélvico. A mão esquerda cuida para que essas energias possam subir. Essa versão do pushan-mudra melhora atividades cerebrais, efeito este que pode ser comprovado cientificamente por meio do eletroencefalograma.

Variação do pushan-mudra

- O polegar da mão direita toca a ponta do anelar e do dedo mínimo, enquanto o indicador e o dedo médio ficam estendidos.
- O polegar, o dedo médio e o anelar da mão esquerda tocam-se em suas respectivas pontas. Os demais dedos ficam estendidos.

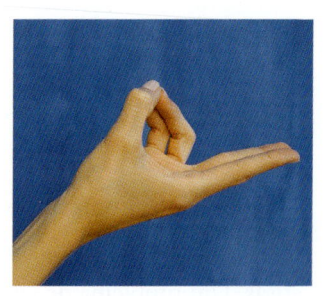

A variação do pushan-mudra age contra náuseas.

Menopausa

As mulheres são muito mais suscetíveis a oscilações hormonais do que os homens. É fato que, tanto num caso como no outro, essas oscilações percorrem um ciclo, mas a verdade é que entre as mulheres os efeitos são nitidamente mais aparentes. Contemplando-se o fenômeno pela perspectiva ayurvédica, com a menopausa inicia-se o período vata* da idade. O elemento ar assume o comando. Com isso, pitta, que é o elemento fogo, passa a ter uma atuação bem mais discreta. As energias da mulher estão

---

* De acordo com o ayurveda, o universo é formado por cinco elementos: fogo, água, ar, terra e espaço. O dosha de cada pessoa, ou seja, o conjunto de suas características físicas e psicológicas, é determinado pela influência de dois desses elementos sobre ela. Os doshas são três: kapha (água e terra), vata (ar e espaço) e pitta (fogo e água). (N. do T.)

em processo de convulsão. Durante algum tempo podem aparecer alterações de peso e irritações de pele, mucosas ressecadas, libido enfraquecida e uma tendência acentuada à osteoporose. Também insônia e distúrbios nervosos afetam a mulher nesse período.

Já por ocasião dos primeiros sintomas no início da menopausa — por exemplo, menstruações irregulares, desequilíbrio emocional, humores depressivos e calorões —, recomenda-se vivamente às mulheres evitar comidas ácidas e muito condimentadas. Alimentos como frutas cítricas, tomates, também o álcool, café, queijos, iogurte e especiarias picantes, como pimenta vermelha, pimenta e rábano, colaboram para um desequilíbrio ainda maior de suas energias.

Em vez disso deve se dar preferência a condimentos suaves e temperos como o coentro, o açafrão-da-terra, o gengibre, o funcho e a alfavaca. Recomenda-se também uma ingestão diária de alho e agrião. No café da manhã, o alho-poró deve compor a refeição, assim como o coentro, que ajuda a abrir os canais. Leite fresco, leguminosas, nozes e frutas secas são também bastante indicados. Eles proporcionam valorosa seiva vital e atuam no rejuvenescimento do corpo.

Os mudras certos para a menopausa

Durante a menopausa, muitas mulheres têm sudorese excessiva e calorões. Quando ocorrem durante a noite, a insônia pode ser um de seus efeitos colaterais.

Para combatê-la deve-se fazer a respiração revigorante (p. 158), juntamente com o ksepana-mudra (p. 130). Pratique esse mudra enquanto faz o exercício de respiração, de modo que o dedo indicador fique apontado para o chão. Desse modo, o calor sobra e se espalha. Contra a retenção de líquido nos tecidos recomenda-se o mudra da água (p. 68). Uma suave massagem no peito, na altura do coração, deve ajudar a conter o fluxo linfático.

Havendo insônia e problemas nervosos, antes de ir dormir acaricie a sua aura (*ver* carícia de aura, p. 143) e pratique um mudra de ação distensionante — por exemplo, o mudra do relaxamento profundo (p. 132) ou o hakini-mudra (p. 52).

Melhoria do bem-estar

Com o mudra dinâmico, você pode melhorar seu bem-estar de maneira notável. Ele atua de forma distensionante e reparadora do equilíbrio, aumenta a concentração e a capacidade de aprendizado. Por meio da movimentação dos dedos, sobretudo em crianças em idade escolar com dificuldades de aprendizado, ele estimula a mobilidade espiritual — e também diverte. Ele faz com que surjam novas ligações das células nervosas do cérebro e fortalece o hemisfério esquerdo do cérebro.

Mudra dinâmico

- Neste mudra, no ato da inspiração a ponta do indicador é unida à ponta do polegar. Na expiração, os dedos são novamente estendidos, e você deve então proferir um pequeno mantra:
- Pontas do polegar e do indicador — e ao mesmo tempo o mantra "SAA".
- Pontas do polegar e do dedo médio — e ao mesmo tempo o mantra "TAA".
- Pontas do polegar e do anelar — e ao mesmo tempo o mantra "NAA".

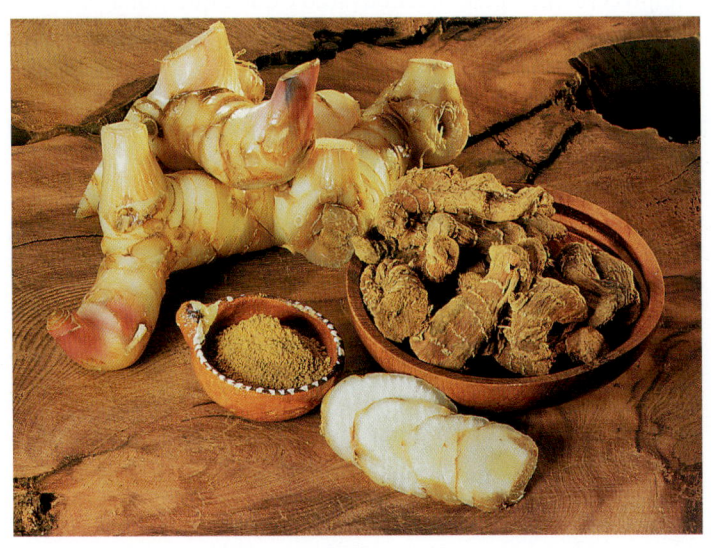

Durante a menopausa, atenha-se a temperos e especiarias suaves.

- Pontas do polegar e do dedo mínimo — e ao mesmo tempo o mantra "MAA".
- Em seguida, o polegar deve exercer pressão nas unhas dos outros dedos. Os mantras são os mesmos da primeira vez.
- Agora, com o polegar, pressione os dedos em toda a sua extensão, enquanto suas pontas exercem pressão no meio da mão.

Realização de desejos

O kuberna-mudra o traz para mais perto de seus objetivos. Se você não consegue alcançar seus objetivos, é por não fazê-lo no tempo certo, ou então sua motivação é que é questionável. Desse modo, ou não se chega a uma satisfação, ou, na melhor das hipóteses, ela é tardia.

O mudra certo para a realização de desejos

Este mudra é dedicado ao deus das riquezas — Kuberna. Kuberna condensa o reino infinito do universo, que tem à disposição tudo o que pode lhe trazer sorte e alegria.

Kuberna-mudra
- Curve os dedos mínimo e anelar apontando para o meio da mão, de modo que as unhas toquem o tênar do polegar.
- Os dedos médio, indicador e a ponta do polegar se tocam.

- Feche os olhos, e formule o seu desejo de maneira clara e precisa, escolhendo as palavras de modo positivo.
- Se quiser, componha uma imagem que satisfaça o seu desejo.
- Importante: depois, esqueça o desejo. Ficar pensando e esperando muito bloqueia a possibilidade de sua satisfação.

Mudras sob medida para o dia a dia

Adequar mudras às suas próprias necessidades cotidianas é muito fácil e pode trazer muita satisfação.

Crie seus próprios mudras

Para criar seus próprios mudras, em primeiro lugar você deve ter bem claro para si o efeito que pretende ter para chegar ao seu objetivo.

- Qual o seu objetivo?
- Que elementos devem ser evidenciados ou atenuados para alcançá-lo?
- Quais zonas reflexas da mão podem ser incluídas?
- E de que modo podem ser incluídas?

Encontre a posição de dedos mais apropriada

Se após essas considerações você tiver encontrado uma posição de dedos que lhe seja especialmente apropriada, procure recordar a situação em que você encontrou o bem-estar desejado. Dê-se um tempo para que esse sentimento se mostre a você com toda a clareza. Então faça a posição de dedos a que você chegou, e mantenha-a até que o sentimento rememorado desapareça pouco a pouco.

Desfaça a posição dos dedos e, depois de uma breve pausa, repita de 3 a 4 vezes. Desse modo o seu sistema corpóreo aprende a produzir o sentimento positivo associado ao novo mudra. Agora, pela prática desse mudra, ele está inclinado a produzir as condições indispensáveis para o bem-estar desejado.

Formule afirmações positivas que lhe sirvam de apoio. Em caso de dores de cabeça, por exemplo, a afirmação poderia ser a seguinte: "Meus pensamentos são livres e claros. Encontro facilmente uma solução para os meus problemas".

Mudras e crianças

As crianças se divertem em brincar com os dedos. Por isso, você pode lhes apresentar os mudras de maneira leve e divertida, esclarecendo seus efeitos com uma pequena história.

Talvez o seu filho goste de ser um pequeno explorador do cosmos. Conte a ele sobre um planeta em uma galáxia distante, onde os habitantes, para curar suas doenças, praticavam posições com os dedos. Ou então conte-lhe sobre gnomos que moravam numa árvore bem velha, em uma clareira, e que recorriam a essas posições para curar os anões de sua floresta. As crianças adoram se deixar levar pela fantasia e serão muito suscetíveis a essas pequenas histórias. Mesmo um bebê, que ainda não consegue fazer um mudra, você pode ajudar com as posições dos dedos, como quando ele estiver com flatulência ou quando lhe estiverem nascendo os dentinhos. Pegue o bebê nos braços e segure as mãozinhas dele suavemente nas suas. Forme ludicamente um mudra com os dedos do bebê e mantenha essa posição enquanto isso estiver agradando a criança.

Uma sequência de mudras para o seu dia a dia

Comece o dia com uma sequência de mudras. E sempre que tiver um tempinho pela manhã, você pode prolongar os exercícios com um pouco de yoga.

- Em primeiro lugar, acaricie a sua aura (ver carícia de aura, p. 143). Agora fique numa posição confortável e junte as mãos num gesto de oração.
- Mantenha-as no meio do peito.
- Eleve as mãos lentamente por sobre a cabeça.
- Estenda-as vigorosamente para o alto e abra os braços como se quisesses abraçar o sol.
- Enquanto isso, você deve enunciar: "Com alegria eu saúdo o novo dia".
- E então conduza as mãos novamente para diante do peito.
- Curve-se, deixe os braços penderem para baixo e toque o solo com as mãos.
- Abaixe-se lentamente, e sente sobre os calcanhares.
- Tal como no jnana-mudra (p. 46), disponha as mãos relaxadamente sobre a coxa e respire 10 vezes com os olhos fechados.
- Agora mude para o pran-mudra (p. 44).
- Mantenha-o por 10 respirações.

- Acrescente um mudra de sua escolha, mantendo-o igualmente por 10 respirações.
- Agora encerre a sequência de mudras com o mudra dinâmico (p. 137).

Carícia de aura

- Posicione-se relaxadamente, pernas semiflexionadas.
- Curve-se para a frente, e estenda os braços com a superfície das mãos para cima, acompanhe a parte interna das coxas, chegando a passar pelos tornozelos.
- Então estenda a parte dianteira do corpo para cima, até os joelhos.
- Por um momento, faça pressão no ponto situado no meio dos joelhos.
- Então, a partir das nádegas, estenda as costas, o máximo que puder.
- As mãos devem pegar uma à outra sobre a cabeça, e você deve estender o restante das costas, para sentir toda a coluna vertebral, bem como o seu esforço sendo levado até a face.
- Faça pressão no meio do lábio superior.
- Agora estenda a mão e a parte superior do braço até os ombros, a partir das axilas, passando a palma da mão pelo braço.
- Pressione o lóbulo da orelha brevemente e com firmeza.
- Passe para o outro braço.
- Por fim, a partir das axilas, estenda a parte externa do corpo para baixo e expire, soltando um sonoro "HUU".
- Repetir 3 vezes.

Dhauti — A purificação interior

No mundo ocidental valoriza-se muito a purificação exterior do corpo. Mas purificar o corpo interior costuma ser tão importante quanto. Para isso existem as vias respiratórias e o sistema gastrointestinal. Uma purificação regular do interior do corpo impede o desenvolvimento de muitas doenças e estimula a atividade dos órgãos. Sobretudo pessoas com infecção crônica dos seios paranasais, constipação, problemas respiratórios e alergias devem atentar para isso.

A limpeza das vias respiratórias

Comece a limpeza interior com a higienização das vias respiratórias. Com os métodos de purificação e enxágue descritos a seguir, você poderá evitar infecções como resfriados, atenuar sintomas como a rinite alérgica, estimular a irrigação do cérebro e assim combater dores de cabeça e sensações de tontura.

Jala Neti — Limpeza nasal

Para a limpeza do nariz, o melhor é fazê-lo com um lota — dispositivo de cerâmica esmaltada — especialmente projetado para essa função, que pode ser encontrado em lojas especializadas. Também se pode usar um bule.

Procedimento

- Encha um copo com água e acrescente ½ colher (das de chá) de sal para lavagem de nariz ou sal marítimo. Quando o sal estiver dissolvido, encha de água o lota.
- Verifique por qual narina lhe é possível respirar com mais facilidade. É nessa narina que você deve introduzir cautelosamente o bico do lota.
- Incline a cabeça levemente para a frente e para o lado, até que um fio de água escorra para a outra narina.
- Enquanto isso, respire calma e uniformemente pela boca.
- Repita esse processo com a outra narina, após ter cuidadosamente expelido o catarro.
- Agora enxugue o nariz e, ao fazê-lo, incline o tronco para a frente, até a cabeça pender bem para baixo. Permaneça cerca de 30 segundos nessa posição, até que a água escorra para fora dos dutos nasais. Ainda nessa posição, inspire e expire mais vezes, vigorosamente.
- Então recupere a posição ereta e feche uma das narinas com o polegar. Respire rápida e vigorosamente pela narina desimpedida. Enfatize a expiração.

- Repita com a outra narina. Agora, a água deve sair completamente.

Efeito

Desse modo, você limpa as vias respiratórias tanto de pó e pólen quanto de impurezas ali incrustadas e do catarro. Assim você se previne de resfriados e reduz problemas acarretados pela rinite alérgica.

Kapala Bati — Eliminação de catarro

Uma vez que a água não consegue chegar a todos os cantos no interior das fossas nasais, é preciso contar com a ajuda do ar. Dissolvemos o catarro e o fazemos escorrer quando mandamos uma forte corrente de ar por nossas vias respiratórias.

Procedimento

- Fique ereto.
- Feche os olhos por um momento e relaxe todos os membros do corpo.
- Abra os olhos.
- Agora inspire e expire por ambas as narinas no ritmo mais rápido possível, sem parar em nenhum momento.
- Neste exercício, a caixa torácica deve ficar completamente imóvel, uma vez que o ar permanece na porção superior das vias respiratórias.

- Pratique por não mais do que 20 a 30 segundos — se exceder esse tempo, lhe será desconfortável. Mantenha de prontidão uma caixa de lenços, para o catarro que deverá escorrer.
- Pratique esse exercício quantas vezes lhe for conveniente, mas não menos que 1 vez por semana e não mais que 2 vezes por dia.

Efeito

Com esse exercício é estimulada a circulação sanguínea na cabeça. A pele do rosto é purificada, dores de cabeça e tonturas oriundas de uma irrigação deficiente são eliminadas, e as vias respiratórias são limpas em profundidade.

Jihwa Shodha — Higienização da língua

Escovar os dentes por si só não basta para eliminar toda a placa bacteriana da boca. Bem na raiz da língua se reúne parte da sujeira e do catarro que podem ser causadores também do desagradável mau hálito.

Por isso, logo pela manhã, depois de escovar os dentes deve-se higienizar a língua até a raiz com um higienizador de língua ou com a escova de dentes. Com isso também são estimulados os nervos do paladar, o que torna mais intensiva a diferenciação dos variados gostos. Sobretudo para fumantes é altamente recomendável essa higienização de língua. Pratique o jihwa shodha apenas pela manhã, com o estômago ainda vazio.

Procedimento
- Escove profundamente os dentes e enxágue a boca com água.
- Agora, passe o higienizador de língua ou a escova de dentes na superfície da língua, raspando lá de trás para a frente.
- Faça o higienizador ou a escova alcançar bem lá trás, o máximo que puder. No início você poderá sentir ânsia de vômito, mas se acostumará rapidamente com o exercício, e a ânsia passará.

Efeito

Com a limpeza profunda da cavidade bucal, muitas infecções são evitadas. Bactérias já não podem adentrar pelo nariz vindas da garganta.

A limpeza do aparelho digestivo

A limpeza corporal interna é tão importante quanto a espiritual. E para isso você tem alguns exercícios à disposição.

Clister — A higienização interna

A limpeza interna do intestino grosso com a ajuda de um clister deve ser realizada 2 vezes por ano. Também chamado enema ou enteroclisma, o clister é um aparelho para irrigação que consiste numa bolsa de borracha, mangueira e bocal para uma suave introdução no intestino. Se você tiver prisão de ventre com al-

> **Para a limpeza da pele**
>
> Sabonetes e géis para banho ressecam a pele. Mesmo entre os sabonetes à base de óleos vegetais o teor de óleo é excessivamente baixo para garantir uma lubrificação natural e a proteção da superfície ácida da pele.
>
> Ferva leite homogeneizado (aquele em que a gordura é homogeneamente distribuída) em fogo brando até engrossar. Misture amêndoa em pó, até formar um creme pastoso. Espalhe esse creme pelo rosto e corpo com suaves movimentos massageadores. Deixe o creme atuar por alguns minutos e enxágue com água morna.
>
> Para uma rápida máscara facial, misture chantili e pó de amêndoas. Esse tratamento é apropriado para todos os tipos de pele.

guma frequência e estiver acima do peso, também com alguma frequência (até 2 vezes por semana) o clister poderá ser utilizado.

Procedimento

- Encha o recipiente de água morna com sal, chá de camomila ou de ervas. Fique a mais ou menos 1,5 m do chão para proporcionar um bom declive.
- Disponha-se o mais confortável possível sobre uma toalha de banho, e então relaxe por meio de respirações abdominais profundas.
- Tensione o esfíncter algumas vezes, e então relaxe-o conscientemente.

- Quando você estiver bem livre de tensões, pode iniciar a introdução de uma pequena quantidade de água, como estímulo à necessidade de defecar.
- Após ter evacuado, introduza o bico do tubo cuidadosamente no intestino. Antes, para o seu conforto, lubrifique-o com vaselina.
- Agora abra a válvula de segurança e deixe a água escorrer no intestino.
- Respire de maneira calma e constante.
- Quanto toda a água já estiver no intestino, faça a "postura da vela", ou seja, a sarvangasana (p. 65). Fazendo isso, a água penetra profundamente no intestino.
- Então fique um pouco de cabeça para baixo, para que a água se distribua ainda mais pelo intestino e possa irrigá-lo.
- Mantenha a água o máximo que puder, antes de evacuar.

Efeito

Com isso, resíduos fecais incrustados nas paredes do intestino são eliminados. O sangue é purificado, acaba-se com a prisão de ventre, e a atividade intestinal é estimulada. Flatulências acumuladas são desfeitas, processos de putrefação são reduzidos.

O laghoo shanhaprakshalana — A lavagem gastrointestinal

Esse exercício deve ser realizado logo pela manhã, com o estômago vazio. Depois, espere pelo menos meia hora para poder se alimentar novamente.

Pessoas com inflamação no estômago ou no intestino não devem realizá-lo. Quem tem pressão alta deve usar água sem sal. Se preferir, você também pode usar chá de ervas resfriado. Por fim, água com sais minerais, se lhe for viável tal possibilidade, pode ser um substituto à água com sal.

Procedimento

- Beba dois copos de água levemente salinizada. Na sequência, pratique 8 vezes os exercícios descritos a seguir.
- Beba outros 2 copos de água. Repita 8 vezes os 5 exercícios.
- Repita ainda uma terceira vez.
- Então vá ao banheiro. Mantenha-se relaxado, e espere cerca de 1 minuto para evacuar. Não há problema se demorar mais do que isso.
- Beba novamente 2 copos de água e dê prosseguimento ao exercício.
- Vá de novo ao banheiro. Em primeiro lugar esvazie a bexiga em volumes crescentes, depois evacue, em parte ainda durante o urinar. Continue, até que bexiga e intestino estejam eliminando apenas água. Para isso são necessários

em média de 16 a 25 copos de água.
- Para realizar a lavagem gastrointestinal você precisará de 2 horas e meia a 3 horas. Você pode reservar uma pequena pausa para a meditação. Em caso de intestino excessivamente preso, a atividade intestinal pode ser estimulada por uma massagem suave no reto, com o dedo indicador devidamente lubrificado.

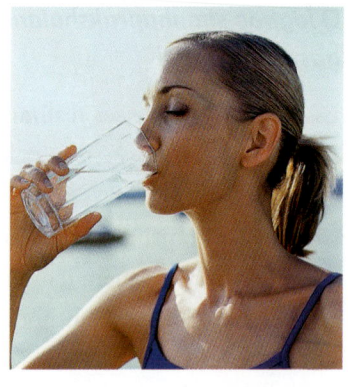

Para a lavagem gastrointestinal, beba água levemente salinizada.

1. Tadasana — alcançar o céu
   - Fique de pé, as pernas ligeiramente afastadas.
   - Erga os braços acima da cabeça, com as palmas da mão para cima.
   - Olhe para as mãos.
   - Levante os calcanhares, como se os fosse arremessar para cima.
   - Estenda o corpo inteiro.

2. Tyriaka Tadasana — a árvore que balança ao vento
   - Balance os braços por sobre a cabeça como no tadasana.

- Curve o tronco por 8 vezes, primeiro para a direita e depois para a esquerda.
- Sinta uma extensão puxar para o lado.
- Então fique em repouso e relaxe.

3. Variação kati chakrasana — a rotação do eixo

- Fique ereto, os pés ligeiramente afastados.
- Estenda os braços para os lados.
- Gire a parte superior do corpo para o lado direito. Ao fazê-lo, traga o braço direito para o ombro esquerdo, e o braço esquerdo abraça o torso.
- Repita o exercício, agora para o lado esquerdo, com movimentos de suave flutuação.

4. Tiraka bhujangasana — postura da cobra

- Deite-se de bruços, relaxado e rente ao solo.
- Erga lentamente a cabeça e os ombros do chão e balance-se com os braços levantados até que estejam estendidos.
- Alinhe os dedos dos pés.
- Agora gire lentamente a parte superior do corpo, até conseguir ver os pés.
- Olhe para o calcanhar do pé contrário.
- Então gire na outra direção.
- Volte para a posição ventral.

5. Udarakarshan asana — a massagem do abdômen

- Sente-se de cócoras, com as mãos sobre os joelhos.
- Flexione o joelho esquerdo na frente do pé direito, no chão. Em seguida gire a parte superior do corpo para a direita, o máximo possível. As mãos devem permanecer sobre os joelhos, e o olhar, sobre o ombro direito — expire.
- Ao inspirar, volte para a posição de partida.
- Ao expirar, repita todo o exercício, agora para o outro lado.
- Se você não conseguir ficar de cócoras, sente-se numa cadeira e encolha a barriga com força. Em seguida, você deve soltá-la e estufá-la.
- Expire ao encolhê-la e inspire ao soltá-la.

Efeito

O exercício é indicado para pessoas que estejam sofrendo de prisão de ventre crônica, hipersalinidade e problemas digestivos. Ele estimula também as funções renais e da bexiga e combate a formação de pedra nos rins.

Pranayama — A força vital da respiração

O ciclo de vida de uma pessoa depende em grande parte de como ela respira. Alguém que respira de maneira rápida e agitada vive menos do que uma pessoa que respira profundamente, com tomadas de ar serenas. A respiração lenta está para os batimentos cardíacos lentos assim como uma respiração mais rápida está para os batimentos cardíacos mais rápidos.

Os yogues da Antiguidade descobriram a conexão entre o ritmo da respiração e a duração da vida primeiro entre os animais. Animais com maior expectativa de vida, como a baleia, o elefante e a tartaruga respiram mais lentamente e têm um batimento cardíaco mais lento do que, por exemplo, lebres, pássaros e gatos.

O ambiente externo também influencia a respiração. Se estamos furiosos ou excitados, respiramos nitidamente mais rápido do que quando estamos serenos e satisfeitos. Doenças do coração e da circulação e distúrbios dos órgãos internos aparecem com muito mais frequência em pessoas que respiram mais rápido — em virtude de um estado de estresse permanente — do que em pessoas satisfeitas e relaxadas.

No swara-yoga, que é o estudo da respiração, observa-se qual das narinas é utilizada prioritariamente na respiração. Os gostos das pessoas são influenciados de acordo com a narina que prevalece na recepção da corrente de ar. Nas atividades corpóreas predomina o lado direito, nas atividades intelectuais o lado esquerdo do nariz. Diz-se que a corrente de ar muda a cada 60 minutos, para dar conta das atividades alternantes do ser humano.

O fluxo da respiração

O fluxo da respiração, portanto a amplitude do ar que sai do nariz, é medido em litros por minuto. Tem-se a unidade de mensuração pela extensão de um dedo estendido na frente do nariz.

A tabela a seguir mostra a amplitude da respiração (note-se que ela varia de acordo com a atmosfera):

- Normal: 6 litros/minuto
- Tensão emocional: 12 litros/minuto
- Ao cantar: 16 litros/minuto
- Ao comer: 20 litros/minuto
- Ao caminhar: 24 litros/minuto
- Ao dormir e meditar: 30 litros/minuto
- No sexo: 36 litros/minuto
- No esporte: 36 litros/minuto

Durante o dia, a inspiração é mais forte. Durante a noite, prevalece a expiração, e com isso uma atitude de desprendimento em relação aos deveres cotidianos.

Exercícios de respiração para uma vida saudável

O pranayama é o controle da força vital pela respiração. Os exercícios de respiração estimulam o organismo como um todo e atuam de maneira manifestamente positiva sobre as funções do sistema nervoso.

O seu yoga-mudra pode ser complementado por exercícios de respiração regulares. Você ficará admirado com o efeito notável desses exercícios.

Surya bhedana pranayama — a respiração alternada

Esse exercício de respiração exerce um efeito calmante sobre o sistema nervoso, atua no combate à insônia, distensiona e revigora o corpo, elimina dores de cabeça, purifica o sangue, facilita a digestão, estimula o apetite e é providencial para o combate de estados depressivos e da síndrome do pânico.

Procedimento

- Posicione-se de início em uma atitude meditativa ou — se puder — sobre os calcanhares, como os japoneses.
- Outro modo de fazê-lo é sentado em uma cadeira.
- Os pés são mantidos paralelos ao chão.
- Levante a mão direita, e feche a narina esquerda com o anelar.
- Inspire pela narina direita. Em pensamento conte lentamente até 4. Segure a respiração de 2 até 4 segundos.

- Então abra a narina esquerda e expire durante 4 até 8 segundos, e enquanto isso feche com o polegar a narina direita.
- Inspire com a narina esquerda durante 4 segundos e mantenha a respiração por 2 a 4 segundos.
- Expire somente pela narina direita, durante 4 a 8 segundos. Torne a fechar a narina esquerda com o anelar.
- Com isso você exercitou os turnos de respiração. Repita o exercício pelo menos 5 vezes ou ao menos durante 10 minutos quando estiver com insônia ou síndrome do pânico.
- A título de complemento à respiração alternada, pratique o shakti-mudra (p. 88).
- Se estiver cansado, adote um ritmo respiratório mais calmo, não force nada.
- Respire como lhe for agradável e continue. Com o tempo vai se instaurar um ritmo homogêneo, e as pausas para a respiração atuarão de maneira eficaz.

Sitali pranayama — a respiração vigorante

A respiração revigorante exerce um efeito refrigerador e faz atenuar a febre. Ela purifica o sangue, atua preventivamente contra os problemas respiratórios, ajuda a estimular o apetite e regula a digestão.

Procedimento
- Sente-se tal como descrito no exercício anterior.

- Estenda a língua até os lábios, formando uma calha. Isso não é possível para todos, uma vez que a capacidade de formar uma calha com a língua é geneticamente condicionada.
- Então, se você conseguir formar uma calha, faça a boca tomar a forma de um pequeno "O", enquanto a língua estiver junto aos lábios.
- Agora respire de maneira sibilante. Mantenha a respiração por cerca de 5 segundos. Então torne a respirar pelo nariz.
- Repita o exercício 5 vezes.
- A título de acompanhamento, realize o apan-mudra (p. 69).

Sama ortti pranayama — A respiração profunda

A respiração profunda é um exercício bastante útil para revigorar as forças de defesa, purificar tanto o sangue quanto os pulmões e o diafragma. Ela acalma o sistema nervoso, atua contra a indolência e depressões e revitaliza o organismo como um todo. Além de tudo isso, ela é responsável por proporcionar novas energias, sobretudo se você a fizer juntamente com o prithivi-mudra (p. 79).

Procedimento

Fique novamente na posição inicial. Sente-se ereto, deixando a caixa torácica aberta e expandida. Com isso você pode respirar com mais facilidade.

- Respire muito lentamente pelo nariz. Calcule um tempo de 5 segundos para encher a porção inferior dos pulmões. Com isso você deve expandir peito e abdômen.
- Concentre-se agora em encher a parte superior dos pulmões. Assim, o peito se expande e retesa-se o abdômen.
- Segure a respiração por cerca de 5 segundos.
- Na sequência, expire todo o ar — faça-o muito lentamente.
- Repita esse exercício de 4 a 5 vezes.

Agnisar kriya — O exercício do fogo

Faça esse exercício com um intervalo de pelo menos 4 horas desde a última refeição. O exercício do fogo elimina flatulências, prisão de ventre e fígado preguiçoso. Além disso, os órgãos da região abdominal ficam fortalecidos.

Pessoas com pressão alta, problemas do coração e inflamações no estômago e duodeno não devem fazer esse exercício!

Procedimento

- Sente-se sobre os calcanhares.
- Afaste os joelhos o máximo possível, enquanto os dedos do pé devem ficar juntos, comprimidos uns contra os outros o máximo que você conseguir.
- Disponha as mãos sobre os joelhos, enquanto os braços devem ficar estendidos.

- Flexione-se levemente para a frente, abra a boca e ponha a língua para fora.
- Ao mesmo tempo que estiver inspirando e expirando rapidamente pela boca, expanda o abdômen e torne a comprimi-lo. O movimento da barriga e a respiração devem estar em um ritmo harmônico.
- Você deve inspirar e expirar ao todo 25 vezes.

Bhramari pranayama — Os sons das abelhas

Esse exercício de respiração desanuvia a mente e sobretudo o cérebro. Por isso ele é muito adequado a pessoas que sofrem de dores de cabeça oriundas de tensão. Ele dissolve as preocupações, a ira e os medos. A pressão sanguínea é reduzida, as cordas vocais e a laringe são suavemente massageadas, e isso ajuda no combate às doenças do pescoço.

Procedimento

- Sente-se confortavelmente, podendo ser em posição de meditação ou ereto em uma cadeira, com as solas dos pés no chão. A coluna vertebral e a cabeça ficam rentes e eretas.
- Feche os olhos e relaxe o corpo.
- Feche também a boca, e mantenha-a assim durante todo o exercício.
- Respire pelo nariz. Suspenda a respiração e afunde o queixo no peito. Ao mesmo tempo, relaxe o esfíncter.

- Depois de 5 segundos, relaxe a tensão no esfíncter, levante o queixo e relaxe o maxilar, sem abrir a boca.
- Feche os ouvidos com o dedo indicador e expire lentamente pelo nariz. Com isso você produz um zunido grave na garganta — é um som contínuo, bem parecido com o produzido pelas abelhas.
- Esta é uma série. Você deve iniciar outras 5 séries. E deve aumentar gradativamente o volume do som produzido.
- Importante: o exercício não deve ser realizado de costas.

Respiração energética ao caminhar

Alguns exercícios de pranayama podem ser feitos ao caminhar, possibilitando ao praticante receber novas energias e treinar os pulmões. Ele serve bem para evitar resfriados e alergias e desenvolver uma serena impassibilidade.

Este é um exercício que você poderá realizar melhor onde houver espaços mais amplos para caminhadas. Indo para o trabalho a pé, andando em um corredor longo e, não havendo outra possibilidade, em algum outro lugar em que se puder caminhar em casa, na frente de uma janela aberta.

Procedimento

- Inspire no decorrer de 3 passos. A respiração deve ser abdominal, e você deve inflar a barriga ao inspirar.
- Segure o ar por 3 passos.

- Expire durante 3 passos. Com isso a barriga fica encolhida.
- Mantenha o ar durante 3 passos.
- Esta é uma série do exercício. Você pode praticá-lo em números de séries que vão de 5 a 10 séries, ou seja, na quantidade em que lhe convier.
- Complemente o exercício com mantras simples, imaginados.
- Alguns exemplos de mantras para entoar durante as diferentes fases da respiração energética são:
- Ao inspirar: "Eu abraço uma nova energia de viver".
- Ao segurar a respiração: "Estou cheio de energia".
- Ao expirar: "Estou solto e relaxado".
- Ao segurar depois de expirar: "Eu sou o repouso e a força".

Ashwini-mudra — O mudra da força vital

Esse exercício de respiração é ao mesmo tempo um mudra. Ele ajuda a obter novas forças e uma postura de vida positiva, sobretudo em períodos agitados, em que você é muito exigido. Ele torna o espírito desperto e capaz de absorver. As energias vitais no corpo são ativadas e harmonizadas.

No plano corporal ele auxilia na proteção contra doenças da próstata, problemas relacionados à menstruação, incontinência e hemorroidas. Normaliza a energia sexual e é também indicado na gravidez. As grávidas, aliás, ao realizá-lo, não devem prender a respiração, mas respirar normalmente. Você pode praticar esse mudra todos os dias, de 1 a 3 vezes, fazendo de 1 a 4 séries.

Procedimento
- Sente-se com toda a serenidade e calma; feche os olhos.
- Faça uma respiração abdominal de 2 a 3 vezes, profunda e regularmente, como segue:
- Respire por 3 a 4 segundos e infle a barriga. Depois expire durante 3 a 4 segundos, encolhendo a barriga.
- Agora inspire confortavelmente, enchendo os pulmões em três quartos.
- Retenha o ar.
- Ao reter o ar, comprima os músculos da bacia. Você deve levar 2 segundos para fazê-lo, e então solte novamente.
- Fique relaxado por 2 segundos.
- Agora contraia novamente, mantenha durante 2 segundos e torne a soltar.
- Depois de 2 ou 3 repetições, expire novamente.
- Desse modo você completa uma série.
- Respire de 3 a 4 vezes, calma e normalmente.
- Agora tem início a série seguinte.
- Faça de 3 a 4 séries, até perceber quão permeado por uma energia agradável você está.
- Para complementar, faça o apan-vayu-mudra (p. 84).

Dicas práticas e receitas para a cura

Agora, podendo sempre recorrer aos mudras, a exercícios de yoga e de respiração, você terá a seguinte listagem para consulta.

Doenças e problemas de saúde de A a Z

De "artrose" a "sinusite", essas dicas e receitas serão um auxílio a seu processo de cura.

Artrose

Em caso de uma crise aguda, você pode ter bons resultados fazendo uso de compressas de ervas suecas — encontradas nas farmácias ou em lojas de produtos naturais — ou com o remédio homeopático *Symphytum*. Quanto à potência do medicamento, é algo a ser tratado com seu homeopata. A artrose também pode ser consequência de uma inflamação intestinal crônica. Outras inflamações crônicas, por exemplo dos dentes, das tonsilas e sinusites dos seios frontais e paranasais são notórios desencadeadores de crises reumáticas. Mas antes de recorrer a medicamentos fortes, é necessário se submeter a exames que lhe proporcionem um diagnóstico mais preciso.

Brônquios

É preciso atentar para que o ar dos ambientes — sobretudo no período de uso intensivo de calefação — não fiquem secos demais. Uma mucosa nasal seca não está em condições de defender o organismo de agentes patogênicos. Banhos de vapor na cabeça com 1 gota de chá de hortelã, camomila ou sais de águas minerais atuam positivamente na umidificação das vias respiratórias e revigoram as forças de defesa.

Cálculos renais

Um composto bastante eficaz é feito com uma bebida alemã chamada *Löwenzahnblütenschaps* ("aguardente de florescência do dente-de-leão", em tradução literal). Você deve prepará-lo da seguinte forma:

1 colher (das de sobremesa) de requeijão, 1 colher (das de chá) de nata ou creme de leite, 1 colher (das de chá) de mel, 5 gotas de tintura de arnica, misturar e espalhar sobre a pele. Deixar agir por 15 minutos.

Em casos agudos, aplicar diariamente; nos demais, 1 vez por mês. Você ainda tem a opção de acrescentar 1 gota de óleo de árvore do chá.

Candidíase na vagina e no intestino

Uma receita secreta contra candidíase é a ingestão de cânfora em água medianamente aquecida (de 3 a 7 gotas para um copo de água pequeno). A micose desaparece de maneira bastante rápida.

Além disso, banhos de assento em ácido láctico são bons para a recomposição da flora das mucosas.

Dentes

Cozinhar 2 colheres (dás de chá) de raízes de arnica em meio litro de água. Então mergulhe o preparado em uma garrafa escura.
Para melhorar a consistência, acrescente 50 ml de vinagre.
Depois de escovar os dentes, enxágue a boca com o preparado.

Com isso, as gengivas são fortificadas, os ferimentos decorrentes da escovação ou do fio dental são tratados mais eficazmente, e a flora bucal é protegida.

Depressões

Na medicina alternativa as qualidades terapêuticas da erva-de-são-joão têm dado bons resultados. Sobretudo para as chamadas depressões sazonais ela se revela um medicamento bastante eficaz. Banhos de luz num solário ou com lâmpada especial em casa exercem efeito positivo sobre o humor. Alimente-se de maneira equilibrada com refeições quentes.

Distúrbios do sono

O remédio homeopático *Coffea* atua contra a insônia oriunda do "pensar demais". Em casos agudos tome a cada 2 horas 5 bolinhas na potência D12 durante pelo menos 3 dias.

Contra o nervosismo é recomendável o *Kalium phosphoricum* (nº 5). Ele atua equilibrando e fortalecendo os nervos. O exercício "carícia de aura" (p. 143) ajuda na obtenção do equilíbrio e da serenidade. Complemente-o com o mudra adequado.

Doenças das vias respiratórias

O exercício de yoga "da vela" (p. 65) fortalece os pulmões e estimula a circulação. Em caso de reincidência de doenças das vias respiratórias, recomenda-se uma temporada em local que contenha ar iodado.

As inalações com camomila, chá de hortelã e sal marítimo também proporcionam bons resultados. Pratique o pranayama (p. 155).

Dores de cabeça

Na medicina chinesa costuma-se diferenciar entre "dor de cabeça cheia" e "dor de cabeça vazia". São conceitos que indicam um desequilíbrio de energias na cabeça. Assim, uma face quente e vermelha indica "cabeça cheia". Nesse caso, com um palito de dentes você deve pressionar o canto inferior da unha do dedão do pé (é o canto que dá para o segundo dedo), durante alguns minutos.

Em caso de "cabeça vazia", pratique o asana-yoga, "a folha dobrada" (p. 58) ou o exercício "da vela", universal para corpo, espírito e alma (p. 65).

Enjoo

Na medicina chinesa, recomenda-se gengibre contra náuseas e enjoo. Ao natural ou em pó dissolvido em água, o gengibre tem efeito fulminante contra o enjoo.

Fígado

Para auxiliar a função renal, um composto de ervas chamado "ervas suecas" é altamente recomendável. Ele foi desenvolvido pelos médicos suecos dr. Urban Hjärne (1641-1724) e dr. Samst. Pode ser comprado seco ou com álcool — conhaque — ou então preparado com água (nesse caso sua durabilidade é limitada).

As ervas suecas têm usos e aplicações variados. Se forem utilizadas em compressas, são úteis para combater tensões, inflamações, impurezas da pele e verrugas.

Intestino

A base da saúde é um intestino saudável. Por isso, é importante que sua alimentação ajude no funcionamento da flora intestinal. Para os cuidados regulares com a saúde deve-se fazer uso de leite fermentado e seus derivados, de verduras que contenham ácido lático como o feijão-fradinho e o chucrute, e também recorrer aos tratamentos de purificação do intestino com argila medicinal e vinagre. O mirtilo tem efeitos positivos no combate a inflamações do estômago.

Intoxicação e desintoxicação

Experimente um chá desintoxicante com 20 g de cada um dos seguintes ingredientes: sálvia, hortelã, flor de sabugueiro e urtiga.

Beba desta mistura uma xícara grande 3 vezes ao dia. Recomenda-se também suco de ouriço-do-mar e suco de chucrute. Massagens no peito estimulam a linfa.

Ouvido

Todos os tipos de alho atuam positivamente sobre a região auricular, graças a seu conteúdo antibactericida. Sobretudo contra a dor de ouvido em crianças, um efeito salutar é obtido por compressas de cascas de cebola sobre o ouvido, e, em caso de constipação nasal, deve-se dispor uma pequena cebola cortada no quarto de dormir — o cheiro da cebola desobstrui o nariz.

O complexo homeopático *Otowoven* atua na eliminação do catarro e tem efeitos positivos no combate à inflamação incipiente do ouvido médio.

Problemas estomacais

Tendo bebido em excesso, recomenda-se uma aplicação de argila medicinal ao se deitar. Isso evita a ressaca. A argila curativa absorve substâncias tóxicas do intestino e regula a produção de ácidos graxos. Para evitar diarreias ao viajar para regiões tropicais, é recomendável a aquisição de argila curativa em lojas de produtos naturais. Ela dá bons resultados também no combate a doenças de pele como acne e eczemas.

Rins

O coentro é conhecido por manter abertos os tubos dos rins. Em caso de congestão ou areia nos rins, coentro fresco na comida pode ajudar. Mas você deve também beber muita água para dissolver a areia.

O rábano funciona como remédio caseiro para os males dos rins e formação de pedras. Ele contém mostarda sulfurosa, que ajuda nas funções renais.

Sinusite

Faça um preparado de caldo de galinha com um pedaço fresco de frango, que pode ser peito, asa ou coxa.

Acrescente uma cenoura ralada, um pouco de salsa fresca e um pedaço de gengibre fresco. Deixe ferver e escumar. Então, cozinhe mais 2 horas em fogo brando.

Escalde legumes frescos e acrescente-os ao caldo, deixando repousar por 10 minutos. Tempere com sal e pimenta.

Coma ou beba o caldo (pelo menos 250 ml), quanto mais quente melhor. O nariz reagirá com um fluxo de catarro.

Afirmações

Afirmações são máximas positivas que nos ajudam no dia a dia, como um mantra ou uma meditação. Assim como um mantra, as máximas não têm uma emissão pontual, mas são repetidas durante um período mais longo — podendo ser faladas em voz alta, cantadas ou pensadas.

Para servir como afirmação, são usadas exclusivamente formulações positivas. Por isso, em hipótese nenhuma se deve recorrer a palavras como "não", "nenhum", "nunca" para caracterizar situações ou modos de comportamento que se quer eliminar.

Exemplos de afirmações positivas

Um exemplo de tais máximas positivas é: "eu respiro livremente, e o ar puro me faz feliz". E, já ao contrário, evitam-se formulações como: "Não fumo mais, não preciso de cigarros".

No segundo enunciado a consciência se fixa no vício. Livrar-se dele fica mais difícil.

Nas preocupações e incertezas
Estou aberto para a vida. Tomo o que me é dado.

Nos sentimentos de inferioridade
Eu me amo como eu sou.

Nos medos do desconhecido e das situações novas
Estou aberto e pronto para mudanças.

Nas dificuldades de chegar a uma decisão e de ser responsável pelos seus próprios atos
É bom para mim que agora eu chegue à decisão certa.

Afirmação de caráter bastante geral para incrementar o sentimento de estar vivo
Tenho saúde e sou feliz.

Sentimento de inferioridade na profissão
Respeito a mim tanto como a meus superiores.

Perfeccionismo
Liberto-me de todo querer e de todo dever. Estou no fluxo da vida.

Nos medos indeterminados
Confio na vida e nos presentes que ela me dá.

Na animosidade e raiva
A paz está comigo e com meus semelhantes.

Nas sobrecargas e doenças
Estou livre de tudo o que antes me sobrecarregava.

Nos medos
Livre e solto deixo o antigo e saúdo o novo.

No excesso de peso

Em meu corpo, estou em minha bela casa. Eu me alimento da vida e estou satisfeito.

Jogo rápido com os mudras

Mudra	Órgãos	Área de atuação
Apan	Vesícula, órgãos sexuais	Desintoxicação
Apan-Vayu (salvador da vida)	Coração	Emergências cardíacas
Atmanjali	Organismo como um todo	Tranquilização
Bhramara (mudra da abelha)	Sistema imunológico	Infecções e doenças autoimunes
Budhi (mudra da fluidez)	Bexiga	Fortalece a bexiga
Chin/Gyan	Mente, espírito	Regula o sono, estimula o equilíbrio, atua na redução da pressão
Dhyani	Sistema nervoso	Traz calma e equilíbrio
Ganesha	Coração	Nos distúrbios do coração
Gyan/Chin	Mente, espírito	Regula o sono, estimula o equilíbrio e atua na redução da pressão
Hakini	Pulmões	Relaxa o diafragma, aprofunda a respiração
Kalesvara	Mente	Acalma os pensamentos
Ksepana	Seios paranasais, seios frontais	Relaxamento
Kuberna Mudra espiritual		Realização de desejos

Mudra	Órgãos	Área de atuação
Linga (mudra direcionado)	Brônquios	Em caso de tosse, aquece o corpo, estimula a transpiração
Maha-Sakral (mudra da pélvis maior)	Intestino, vesícula biliar, hemorroidas	Para todos os problemas estomacais, cálculo na vesícula
Mahasirs	Cabeça, seios frontais, seios paranasais	Para todas as doenças na região da cabeça
Makara	Rins	Confere energia e confiança
Mudra da água	Vesícula	Fortalece a economia de fluidos, desintoxicação
Mudra da respiração	Pulmões	Asma, auxilia na respiração
Mudra da sinusite	Seios frontais, seios paranasais	Atua na dissolução de catarro
Mudra das costas	Costas	Para dores nas costas
Mudra do relaxamento profundo	Organismo como um todo	Aprofunda e acalma a respiração
Mudra dos dedos Exercícios dos dedos		Estado de saúde como um todo, concentração, alegria
Mukula	Vesícula, fígado, pulmões	Confere energia aos órgãos afetados, dissolve cálculos
Mushti	Pele	Agressividade, eczemas
Pran	Cabeça	Fraqueza de estímulos, clareia a cabeça, resfriados

Mudra	Órgãos	Área de atuação
Prithivi (mudra da terra)	Pele	Estimula a circulação sanguínea da pele
Pushan	Fígado	Para enjoos
Rudra	Estômago, baço, pâncreas	Problemas estomacais, gastrite, regula o baço e o pâncreas
Shakti	Organismo como um todo	Efeito calmante e indutor do sono
Shanhk (mudra dos músculos)	Pescoço, laringe bom para a voz	Para inflamações no pescoço e na garganta
Shunya (mudra do céu)	Ouvido dor de ouvido	Para dificuldades da audição
Surabhi	Artrose	Melhora a mobilidade
Tratanka	Mente, espírito/cérebro	Estimula a concentração
Tse	Sistema energético	Nas depressões, atua clareando o espírito
Ushas	Sistema energético, glândulas hormonais	Para falta de energia, distúrbios hormonais
Varja	Estômago, baço e pâncreas	Problemas circulatórios, pressão sanguínea, tonturas, apatia
Varuna	Brônquios, estômago	Regula a produção de muco
Vayu (mudra do vento)	Intestino	Para dores de cabeça e flatulência

Bibliografia

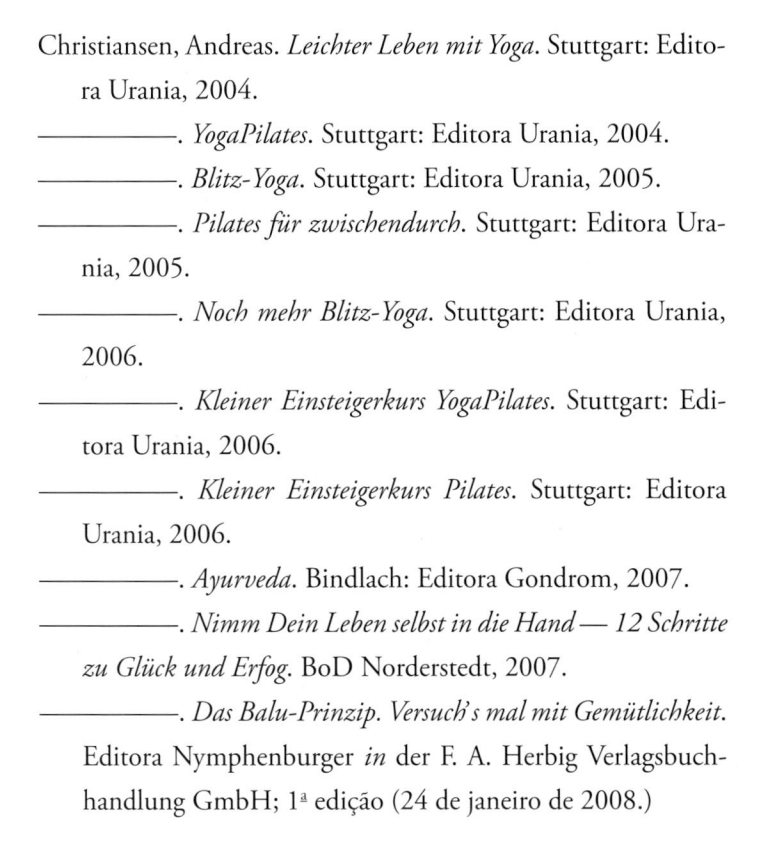

Christiansen, Andreas. *Leichter Leben mit Yoga*. Stuttgart: Editora Urania, 2004.

———. *YogaPilates*. Stuttgart: Editora Urania, 2004.

———. *Blitz-Yoga*. Stuttgart: Editora Urania, 2005.

———. *Pilates für zwischendurch*. Stuttgart: Editora Urania, 2005.

———. *Noch mehr Blitz-Yoga*. Stuttgart: Editora Urania, 2006.

———. *Kleiner Einsteigerkurs YogaPilates*. Stuttgart: Editora Urania, 2006.

———. *Kleiner Einsteigerkurs Pilates*. Stuttgart: Editora Urania, 2006.

———. *Ayurveda*. Bindlach: Editora Gondrom, 2007.

———. *Nimm Dein Leben selbst in die Hand — 12 Schritte zu Glück und Erfog*. BoD Norderstedt, 2007.

———. *Das Balu-Prinzip. Versuch's mal mit Gemütlichkeit*. Editora Nymphenburger *in* der F. A. Herbig Verlagsbuchhandlung GmbH; 1ª edição (24 de janeiro de 2008.)

—————. *Das kleine Buch des magischen Glücks*. Livros sob encomenda. Norderstedt, 2ª edição. (23 de fevereiro de 2011.)

—————. *Lese- und Rechenkompetenz trainieren: Hilfe bei Legasthenie*, LRS und Dyskalkulie. Editora Urania, Freiburg; 1ª edição, edição. d. Neuausgabe (setembro de 2012).

—————. *Mehr Selbstvertrauen für Ihr Kind: Mut und Stärke durch Fantasiereisen* (HERDER spektrum) [Livro de bolso]. Editora Herder, 2012.

—————. *Nimm dein Leben selbst in die Hand — 12 Schritte zu Glück und Erfolg*. Livros sob encomenda. Norderstedt, 2ª edição.

Dahlke, Rüdiger. *Krankheit als Sprache der Seele*. Munique: Editora Goldmann, 1997. [*A Doença como Linguagem da Alma*, publicado pela Editora Cultrix, São Paulo, 1999.]

Dahlke, Rüdiger; Detlefsen, Thorwald. *Krankheit als Weg*. Munique: Editora Goldmann, 2000. [*A Doença como Caminho*, publicado pela Editora Cultrix, São Paulo, 1992.]

Da Silva, Kim. *Gesundheit in unseren Händen*. Munique: Editora Droemer Knaur, 2000.

Govinda, Kalashatra. *Atlas der Chakras*. Munique: Editora Südwest, 2002.

—————. *Chakra Praxisbuch*. Munique: Editora Südwest, 2002.

Grüber, Dr. Isa. *Kinesiologie — Energie für Körper und Seele*. Munique: Editora Südwest, 2002.

Hirschi, Gertrud. *Mudras — Yoga mit dem kleinen Finger*. Freibur im Breisgau: Editora Hermann Bauer, 2002.

—————. *Neue Mudras — Erfolg, Gesundheit und Lebensfreude durch Fingeryoga*. Freiburg im Breisgau: Editora Hermann Bauer, 2002.

Lange, Elisabeth. *Gesunder Darme*. Munique: Editora Südwest, 2002.

Ramn-Bonwitt, Ingrid. *Mudras — Geheimsprache der Yogis*. Freiburg im Breisgau: Editora Hermann Bauer, 1998. [*Mudras — As Mãos como Símbolo do Cosmos*, publicado pela Editora Pensamento, São Paulo, 1991.]

Richter, Isolde. *Lehrbuch für Heilpraktiker*. Munique: Editora Urban & Fischer, 2000.

Seifen, Martina. *Schwedenkräuter*. Munique: Editora Econ, 1998.

Tietzte, Henry. *Entschlüsselte Organsprache*. Munique: Editora Droemer-Knauer, 1993.

Zebroff, Kareen. *Yoga — Übungen für Jeden Tag*, Frankfurt: Editora Fischer TB, 1994.

Documentação de imagem

Domínio público: U1 (Mauritius/Bilderlounge), 104 (Gettyimages/digita vision/Javier Pierini), Editora Südwest, Munique: 11 (Michael Holz), 15, 19, 23, 35, 41-5, 49-57, 60, 61, 64, 66-9, 73, 79, 83-91, 95, 101, 105, 109, 112, 119, 124, 130-4, 152 (Nicolas Olonetzky), 20 (Sabine Lauf), 59 (C. Rehm; A. Sass), 122 (Klaus Arras), 137 Karl Newedel).

PRÓXIMOS LANÇAMENTOS

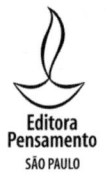

Editora Pensamento
SÃO PAULO

Para receber informações sobre os lançamentos da
Editora Pensamento, basta cadastrar-se
no site: www.editorapensamento.com.br

Para enviar seus comentários sobre este livro,
visite o site www.editorapensamento.com.br ou mande
um e-mail para atendimento@editorapensamento.com.br